コンパクト
公衆栄養学
第3版

梶本雅俊　川野　因　石原淳子

編

石原淳子　梶本雅俊　久喜美知子
五関正江　佐野喜子　鈴木礼子
砂見綾香　高地リベカ　多田由紀
田中弘之　田村須美子　原島恵美子
日田安寿美　丸山広達　横山友里
吉﨑貴大

著

朝倉書店

編集者

梶本　雅俊	前つくば国際大学医療保健学部教授
川野　　因	東京農業大学応用生物科学部教授
石原　淳子	相模女子大学栄養科学部教授

執筆者（五十音順）

石原　淳子	相模女子大学栄養科学部教授
梶本　雅俊	前つくば国際大学医療保健学部教授
久喜美知子	華学園華栄養専門学校管理栄養士科専任教員
五関　正江	日本女子大学家政学部教授
佐野　喜子	神奈川県立保健福祉大学保健福祉学部准教授
鈴木　礼子	東京医療保健大学医療保健学部准教授
砂見　綾香	東京農業大学大学院農学研究科 （現 国立がんセンター）
高地リベカ	奈良女子大学生活環境学部教授
多田　由紀	東京農業大学応用生物科学部助教
田中　弘之	東京家政学院大学現代生活学部教授
田村須美子	前 神奈川県立さがみ緑風園副技幹
原島恵美子	神奈川工科大学応用バイオ科学部准教授
日田　安寿美	東京農業大学応用生物科学部准教授
丸山　広達	順天堂大学大学院医学研究科助教
横山　友里	東京都健康長寿医療センター研究所
吉﨑　貴大	東洋大学食環境科学部助教

序

　本書が発行された背景には，朝倉書店が 1994 年から刊行している『コンパクト公衆衛生学』と現代栄養科学シリーズ『公衆栄養学』の持続的な発展がある．公衆衛生学は人間集団の健康を維持・増進し，疾病予防を図る学問として実に幅広い分野からなり，これらをコンパクトにまとめあげたのが『コンパクト公衆衛生学』である．これに対して，公衆栄養学は同じく人間栄養学を中心として病気の予防，健康に関する知識と技術を普及・啓発し，地域，社会集団の栄養改善さらには健康の維持増進を図るための学問であるが，公衆衛生学と同様，保健・医療分野では重要である．そこで，本書は公衆衛生学と同様「コンパクト」の方針を貫き，『コンパクト公衆栄養学』として世に初めて出し，限られた時間のなかで効率よく学べる教科書としての出版を企画した．

　さて，公衆栄養の歴史は明治以後が対象となるが，栄養行政と密接に関連しながら並行して進展してきた．古くは，戦前戦後の栄養欠乏時代から過剰対策へ（1978（昭和 53）年「国民健康づくり運動」），さらに高齢化社会対策（1988（昭和 63）年「アクティブ 80 ヘルスプラン」，2000（平成 12）年「健康日本 21」，2005（平成 17）年「健康フロンティア戦略」，「食育基本法の施行」，2009（平成 21）年「日本人の食事摂取基準（2010 年版）」）など，未来に向け急速に変化する国民の健康問題がその時代の変遷とともに政策として打ち出され，それに対応する活動が展開されてきた．教育面では 1998（平成 10）年「21 世紀の管理栄養士等のあり方検討会報告」において管理栄養士業務のあり方，国家試験のあり方などの検討が行われた．

　2000（平成 12）年 4 月に栄養士法の一部改正が行われ，管理栄養士の業務についても従来の「複雑困難な栄養の指導等」から「傷病者に対する療養のために必要な栄養の指導，特別の配慮を必要とする給食及びこれらの施設に対する栄養改善上必要な指導等」と明文化された．この趣旨を踏まえ，2010（平成 22）年 12 月には保健，医療，介護，福祉などの分野における学術の進歩や，制度の変化に伴う管理栄養士業務の進展から国家試験の出題基準の内容が見直された．本書は新ガイドラインに沿って公衆栄養学の「教育目標」および管理栄養士国家試験「出題のねらい」に準拠して作成した．

　公衆栄養学領域では，社会の変遷に対して，常に謙虚に過去・現代および将来を見据えつつ，現状における最も重要な問題を正しく解決することが求められている．ゆえに，人間社会において最も基本となる相手の立場になって考え，行動する力と，地域社会とのふれあいを通して，いかに人間の生活の質（QOL）を高めるかについて，保健・医療・福祉・文化・環境などの幅広い学際的な分野へ自ら参加するアプローチ法を学び，卒業後はしっかりと社会に貢献する仕事に就いて欲しいと願っている．

　本書は「公衆栄養学」の第一線の教育・研究者によって執筆されたが，今後とも時代に応じて内容を書き改め，ますます使いやすいコンパクト教科書として成長・発展していくことを希望している．そのためには読者諸氏の本書に対する忌憚のないご批判，ご助言などご意見をいただければ幸いである．

　最後に，本書の企画編集にあたり朝倉書店編集部には大変お世話になった．ここに厚く御礼申し上げる．

　2016 年 3 月

編 者 ら

目　次

1　公衆栄養の概念 ……… 1
A　公衆栄養の概念 …………〔梶本雅俊〕… 1
- a　公衆栄養の意義と目的 ……… 1
- b　生態系と食料・栄養 ……… 3
- c　保健・医療・福祉・介護のシステムと公衆栄養学 ……… 4
- d　コミュニティと公衆栄養活動 ……… 4

B　公衆栄養活動 …………〔石原淳子〕… 4
- a　公衆栄養活動の歴史 ……… 4
- b　生態系保全のための公衆栄養活動 ……… 6
- c　地域づくりのための公衆栄養活動 ……… 6
- d　ヘルスプロモーションのための公衆栄養活動 ……… 6
- e　自己管理能力（のための公衆栄養活動） ……… 7
- f　疾病予防のための公衆栄養活動 ……… 7
- g　少子高齢社会における健康増進 ……… 8

2　健康・栄養問題の現状と課題 ……… 11
A　健康状態の変化 …………〔丸山広達〕… 11
- a　死因別死亡 ……… 11
- b　平均寿命，健康寿命 ……… 13
- c　生活習慣病の有病率 ……… 13

B　食事の変化 …………〔日田安寿美〕… 15
- a　エネルギー・栄養素摂取量 ……… 15
- b　食品群別摂取量 ……… 17
- c　料理・食事パターン ……… 18

C　食生活（食行動，食知識・食態度・食スキル）の変化 …………〔日田安寿美〕… 19
- a　食行動 ……… 19
- b　食知識・食態度 ……… 21

D　食環境の変化 …………〔日田安寿美〕… 26
- a　食品生産・流通 ……… 26
- b　食情報の提供 ……… 27
- c　保健を目的とした食品の提供 ……… 27
- d　フードバランスシート（食料需給表） ……… 27
- e　食料自給率 ……… 27

E　諸外国の健康・栄養問題の現状と課題 …………〔鈴木礼子〕… 29
- a　先進諸国 ……… 29
- b　開発途上国 ……… 30

c　地域間格差……………………………………………………………………………31

3　栄養政策……………………………………………………………………………33
　A　わが国の公衆栄養活動……………………………………………〔梶本雅俊〕…33
　　　a　健康づくり施策と公衆栄養活動の役割………………………………………33
　　　b　公衆栄養活動と組織・人材育成………………………………………………33
　B　公衆栄養関連法規…………………………………………………〔梶本雅俊〕…33
　　　a　地域保健法………………………………………………………………………33
　　　b　健康増進法………………………………………………………………………34
　　　c　食育基本法………………………………………………………………………35
　C　わが国の管理栄養士・栄養士制度………………………………〔吉崎貴大〕…36
　　　a　栄養士法…………………………………………………………………………36
　　　b　管理栄養士・栄養士の社会的役割……………………………………………37
　　　c　管理栄養士・栄養士制度の沿革………………………………………………37
　　　d　管理栄養士・栄養士養成制度…………………………………………………37
　D　国民健康・栄養調査……………………………〔横山友里, 砂見綾香〕…39
　　　a　調査の目的・沿革………………………………………………………………39
　　　b　調査項目・方法…………………………………………………………………39
　E　実施に関連する指針, ツール……………………………………〔多田由紀〕…42
　　　a　食生活指針………………………………………………………………………42
　　　b　食事バランスガイド……………………………………………………………43
　F　国の健康増進基本方針と地方計画………………………………〔田中弘之〕…44
　　　a　国の基本方針策定の目的・内容………………………………………………44
　　　b　基本方針の推進と地方健康増進計画…………………………………………50
　　　c　食育推進基本計画策定の目的・内容…………………………………………50
　　　d　食育の推進と地方食育推進計画………………………………………………53
　G　諸外国の健康・栄養政策…………………………………………〔鈴木礼子〕…53
　　　a　公衆栄養活動に関係する国際的な栄養行政組織……………………………53
　　　b　諸外国の公衆栄養関連計画……………………………………………………56
　　　c　日本と諸外国の食事摂取基準…………………………………………………57
　　　d　食生活指針・フードガイド……………………………………………………58
　　　e　栄養士養成制度…………………………………………………………………58

4　栄養疫学……………………………………………〔高地リベカ, 石原淳子〕…60
　A　栄養疫学の概要……………………………………………………………………60
　　　a　栄養疫学の役割…………………………………………………………………60
　　　b　公衆栄養活動への応用…………………………………………………………60
　B　曝露情報としての食事摂取量……………………………………………………61
　　　a　食物と栄養素……………………………………………………………………61
　　　b　食事摂取量の個人内変動と個人間変動………………………………………61
　　　c　日常的な食事摂取量……………………………………………………………61

		C	食事摂取量の測定方法	63
		a	24時間食事思い出し法と記録法（秤量法と目安量法）	63
		b	食物摂取頻度調査法とその妥当性・再現性	64
		c	食事摂取量を反映する身体計測値・生化学的指標	66
	D		食事摂取量の評価方法	70
		a	食事調査と食事摂取基準	70
		b	総エネルギー調整栄養素摂取量	72
		c	データの処理と解析	72

5　公衆栄養マネジメント … 77

	A		公衆栄養マネジメント 〔五関正江〕	77
		a	公衆栄養マネジメントの考え方・重要性	77
		b	公衆栄養マネジメントの過程	78
	B		公衆栄養アセスメント 〔五関正江〕	80
		a	公衆栄養アセスメントの目的と方法	80
		b	食事摂取基準の地域集団への活用	80
		c	地域観察の方法と活用	84
		d	質問調査の方法と活用（質問紙法，面接法，電話調査法）	85
		e	既存資料の活用の方法と留意点	86
		f	健康・栄養情報の収集と管理	86
	C		公衆栄養プログラムの目標設定 〔佐野喜子〕	86
		a	公衆栄養アセスメント結果の評価	86
		b	改善課題の抽出	87
		c	改善課題に基づく改善目標の設定	88
		d	短期・中期・長期の目標設定の目的と相互の関連	89
		e	目標設定の優先順位	90
	D		公衆栄養プログラムの計画，実施，評価 〔原島恵美子〕	91
		a	地域社会資源の把握と管理	91
		b	運営面・政策面のアセスメント	91
		c	計画策定	92
		d	住民参加	93
		e	プログラムに関連する関係者・機関の役割	94
		f	評価の意義と方法	95
		g	評価の実際	96

6　公衆栄養プログラムの展開 … 98

	A		地域特性に対応したプログラムの展開 〔久喜美知子〕	98
		a	健康づくり	98
		b	食　育	100
		c	健康・食生活の危機管理と食支援	101
		d	在宅療養，介護支援	102

e　地域栄養ケアのためのネットワークづくり……………………………………105
　B　食環境づくりのためのプログラムの展開……………………〔田村須美子〕…106
　　　a　特別用途食品・特定保健用食品・栄養機能食品・機能性表示食品の活用……………106
　　　b　栄養成分表示の活用……………………………………………………………107
　　　c　健康づくりのための外食料理の活用…………………………………………107
　C　地域集団の特性別プログラムの展開…………………………〔久喜美知子〕…108
　　　a　ライフステージ別（妊娠期・授乳期，新生児期・乳児期，成長期，成人期，高齢期）…108
　　　b　生活習慣病ハイリスク集団……………………………………………………109

参考書および健康・栄養関連情報……………………………………………………113
用　語　解　説………………………………………………………………………119
参　考　資　料………………………………………………………………………125
索　　　　引…………………………………………………………………………153

●コラム一覧●

公衆栄養学の教育と理念の歴史	〔梶本雅俊〕	2
サステイナブル寿司？	〔石原淳子〕	6
ヘルスプロモーション	〔石原淳子〕	7
日本の少子化対策	〔石原淳子〕	10
比較するには標準化から	〔丸山広達〕	15
食品ロス	〔日田安寿美〕	29
「栄養疫学」：食と健康の関係を明らかにするための科学	〔高地リベカ，石原淳子〕	60
妥当性と再現性	〔高地リベカ，石原淳子〕	67
系統誤差と偶然誤差	〔高地リベカ，石原淳子〕	67
母集団と標本（悉皆調査と標本調査）	〔石原淳子〕	76
サロン	〔原島恵美子〕	93
プログラムの評価方法はどうやって決めるのか	〔石原淳子〕	97
健診・保健指導計画作成のための各種データ	〔久喜美知子〕	110

1 公衆栄養の概念

　本章では公衆栄養学の概念，公衆栄養活動の歴史の概要を理解し，社会における栄養学の実践の場に向けての展開を目指す．

　公衆栄養学とは人間集団を対象とする栄養学であり，公衆栄養活動を通して，社会のより良き健康の維持と増進を図ることを目的としている．さらに公衆栄養活動は，人間の生物学的特性，環境，生活・行動様式，ヘルスケアシステムの4つの因子によって構成され影響される（図1.1）．健康増進（ヘルスプロモーション）を通じて人びとの生活の質（QOL）＊の向上を目指すものである．ここでは個人のみならず地域，集団の栄養改善のための科学・学問と行政手段をとり入れてその概要を学ぶ．

A 公衆栄養の概念

a 公衆栄養の意義と目的

　これまで学んだ栄養学は個人の栄養改善を目指すものであるが，「公衆栄養学」は個人のみならず地域，集団の栄養改善のための社会科学領域の学問であり，手段といえる（図1.1）．公衆栄養（学）のとらえ方は多様性に富んでいる．英語では内容によって public health nutrition と community nutrition の2通りの使われ方がある．栄養学の取り扱う範囲は広く，動物や植物

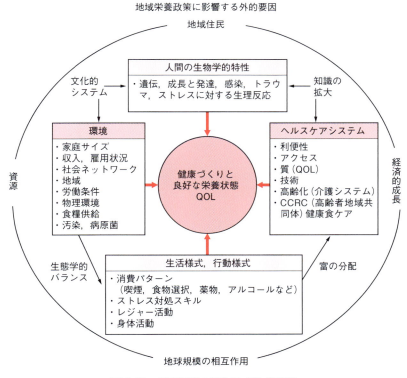

〈図1.1〉 公衆栄養の概念図（構成要素）
（Owen A. *et al.*, 1999 より一部改変）

の栄養学もあるが，最終的には人間を対象としており，主として疾病予防，個人の生命や健康維持に関する自然科学である．それに対して公衆栄養学は個人の栄養改善のみならず，地域社会を含む集団の栄養改善を目的とする社会科学領域の学問でもある．公衆栄養学は究極的には，人間社会と食にかかわる健康問題を取り扱う社会栄養学領域ということができる．集団の栄養改善のためには社会集団の機構や行政の機構を理解し活用することもあり，文化，社会，経済学も守備範囲に入らねばならない．このように公衆栄養はかなり広い概念であり，定義づけは一定していないが，通常は集団や地域，国レベルでの栄養活動や栄養行政を総括して公衆栄養と称される．それゆえ，公衆栄養学は栄養学の応用的・実践的側面として個人を対象とする疾病の治療よりも，住民参加や社会活動を含め，ヘルスプロモーションを通じた予防に主眼が置かれるようになった．

公衆栄養学における課題として古くから栄養素欠乏があり，ほかにも食生活の乱れ，運動量の不足，ストレスの増大があげられている．そして，近年では，栄養素摂取の過剰と不足・アンバランス対策をはじめ，禁煙や適度なアルコール摂取，生活習慣病への予防対策が急務になっている．

公衆栄養活動の歴史は行政と密接に関連し，時代とともにその軸は，健康元年ともいわれた1978（昭和53）年「国民健康づくり運動」，1988（昭和63）年の「アクティブ80ヘルスプラン」（第二次国民健康づくり運動），2000（平成12）年の「健康日本21」（第三次国民健康づくり運動）へと引き継がれてきた．さらに人口高齢化時代の対策として2005（平成17）年「健康フロンティア戦略」が登場し，「健康寿命」を10年間で2年程度延ばすという目標が打ち出された．

コラム　公衆栄養学の教育と理念の歴史

公衆栄養の教育概念，原点

佐伯 矩（さいきただす）による栄養学の初期のコンセプトに三輪説（さんりんせつ）と呼ばれる，3つの"食"の消費の意義目的を提唱したものがある．食べること消費Ⅰは，健康づくりへの根本として食べる意味がある，食べること消費Ⅱは，経済活動の基礎として食べる意味がある，食べること消費Ⅲは，道徳の泉源（義理：現在の食育）としての意味があり，広義の食育（実際上の公衆栄養）を目指した．

知育，体育の偏った現代教育のなかで徳育や食育は失われていった．しかし，2005（平成17）年「食育基本法」成立により「食育」の名前が復活した．

「公衆栄養学」の名称の変遷

最初に公衆栄養の言葉が現われたのは1968（昭和43）年の栄養士養成カリキュラムの改訂時であり，このときは基礎栄養学を学んだあと実践につながる内容を栄養学のなかで教育するものだった．まだ「公衆栄養学」ではなく「公衆栄養」の名前だった．同年に栄養士養成課程に「公衆栄養」が科目として登場した．「公衆栄養学」ではなく「公衆栄養」としたのは，学問としての集大成ができていないことを配慮してのことである．その後，「公衆栄養」の用語は一般化し，日本栄養・食糧学会や，日本栄養改善学会，公衆衛生学会の各分科会の名称として，数多く用いられている．

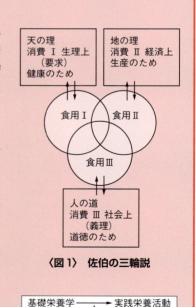

〈図1〉　佐伯の三輪説

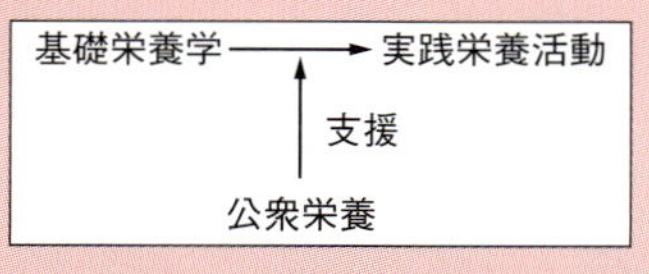

〈図2〉　公衆栄養の登場

A 公衆栄養の概念

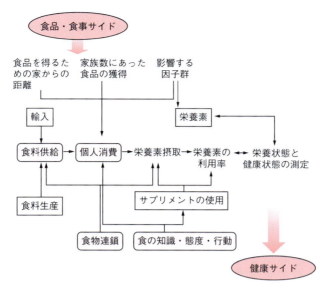

〈図1.2〉 食品づくりから健康づくりまでの構成，影響因子（米国国民栄養調査項目）

　さらに最近，地域国家の枠を超えて，地球レベルで連携し，対処しなければならない国際的課題が出てきた．開発途上国での食料不足に起因する諸問題，欧米での過剰栄養とその諸問題，在日外国人に対する健康管理などである．さらに国際連合人口部によると，世界の人口は1800年代の10億からいまや60億超へと増加し，人口爆発（激しい人口増加）と食糧危機の様相を呈している．国連食糧農業機関（FAO）によると，開発途上国では低栄養状態にある人が多く，貧しさと裏腹に人口の増大がある．さらには，多くの開発途上国の経済発展は，環境上貴重な森林の不法な伐採・耕地化，あるいは職を求めての都市への人口流入などさまざまな環境影響を招いている．貧しさは環境破壊ともかかわっており，食糧危機は21世紀の最大の課題となっている．

　公衆栄養学では食料づくりから健康づくりまでの一貫した流れを扱う．それゆえ栄養生態系，食料の生産（農業）から食物連鎖，個人の消費と個人の食に対する知識・態度・行動も含めた公衆栄養のマネジメントは**図1.2**のように図示できる．これらは総合的に個人や集団の健康づくりにかかわっている．

b 生態系と食料・栄養

　公衆栄養活動では，人類生態学の視点から，人類の食性と食物連鎖についても理解しなければならない．

　食物連鎖は生物群集における生物種間の関係を表す概念である．生物群集内での生物の捕食（食べる）・被食（食べられる）という点に着目し，その関係をたどって，1つの鎖状の関係をとり出したとき，これを食物連鎖と呼ぶ．食物連鎖においては一般に下位のものほど個体が小さく，その個体数が多い傾向があり，連鎖の順に個体数を棒グラフ表示すればピラミッド形になる．これを生態ピラミッドという．また，ヒトのように現実には複数種の餌を摂取する動物の捕食・被食の関係を考慮に入れて図を書けば，食う・食われるの関係の入り乱れた複雑な網目が描ける．これを食物網という．近年では，食物網としての概念のほうが食物連鎖より現実的なものとして重視されてきている．人類も含めどの生物にも寿命があり，遺骸はやがて微生物などの分解者によって分解され，または焼かれても無機物として環境に戻る．植物，動物，微

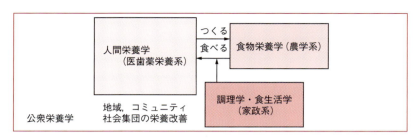

〈図 1.3〉 公衆栄養学とこれまでの栄養学の関係

生物からなる生物群集と無機的環境要因とは相互に作用を及ぼしあいながら，全体としての平衡状態を保っている．自然環境下では一般に高次の消費者ほど個体数が少なくなっている．ヒトは現在急速にその数を増やし，人口爆発の状態を呈している．

c 保健・医療・福祉・介護のシステムと公衆栄養学

これからの公衆栄養活動では高齢化，国際化，情報化，技術化社会への適切な対応が求められる．人間の生物学的特性（遺伝的条件），環境，生活様式・行動様式，さらにヘルスケアシステムを総合的に考慮して，健康づくりと生活の質（quality of life：QOL）の向上に努めることが重要であるとの考えのもと（図1.1），2008（平成20）年より日本栄養士会を中心に栄養ケアステーションの整備が進められている．また，日本版 **CCRC** *高齢者ケア共同体づくりの試みがある．

公衆栄養活動の目的は対象者に最適な栄養ケアを行うことであり，これを行うための組織，方法，手順などが効率的に行われるシステムも含めた全体の統括システムが必要である．

d コミュニティと公衆栄養活動

公衆栄養学と他領域の栄養学との関係をみると同じ栄養学といっても基礎となる学問分野によって，食品や食物機能を軸にした農学系，調理や生活を軸にした家政系，生化学・代謝を中心軸に置いた医学，歯学，薬学，看護学などに大別される（図1.3）．

人間集団の視点をマクロからミクロへズームインすると，主たる観察対象は生態系レベル，集団レベル，個体レベル，細胞（分子）レベルとなり，それに対応する学問も栄養生態学，公衆栄養学，臨床栄養学（病態栄養学），基礎栄養学となる．公衆栄養学は社会的存在である人間としてのヒトをも対象とするため，生活空間・環境としての生態系を丸ごとでとらえ，公衆衛生の改善に努める必要がある．さらに，社会を営むヒトを集団レベルや個人レベルでとらえ，健康づくりのための諸問題を解決すべく，対象者（集団）の社会的・経済的・文化的・心理的背景などにも考慮する必要がある．

B 公衆栄養活動

a 公衆栄養活動の歴史

公衆栄養活動は，社会情勢や経済の動向に強く影響を受けている．わが国のおもな公衆栄養活動の歴史を**表**1.1に示した．

明治時代には栄養改善が脚気予防に貢献したことなどをはじめ，栄養学の重要性が認識され，栄養士が誕生した．昭和に入ると，国民に対する栄養知識の普及など，行政による栄養改善活動が始まった．戦時下の食糧統制を経て，戦後は食糧不足による欠乏症・飢餓対策が進められ

B 公衆栄養活動

〈表1.1〉 公衆栄養活動の歴史

年代および特徴	内容	
〈戦前〉 栄養行政の始まり	1872年（明治5） 1884年（明治17） 1889年（明治22） 1908年（明治41） 1914年（大正13） 1920年（大正9） 1925年（大正14） 1929年（昭和4） 1936年（昭和11） 1937年（昭和12） 1938年（昭和13）	・群馬県富岡製糸工場で300人の給食開始 ・海軍軍医総監高木兼寛脚気予防のため兵食に麦混合食を採用 ・山形県忠愛小学校で昼食給食開始（学校給食の始まり） ・政府が臨時脚気予防調査会を設置（会長に森林太郎） ・佐伯矩が米国で学んだ栄養学を通じて、わが国の栄養改善の必要性を説き、私立の栄養研究所を設立 ・国立栄養研究所設立（初代所長に佐伯矩） ・佐伯矩が栄養学校を設立 ・警察部長会議、衛生課長会議において「国民栄養の改善に関する件」 ・東北6県の衛生課に国庫補助による栄養士を配置 ・保健所法が制定され保健所の設置に際し、その任務の1つとして栄養の改善に関する指導を行うべきことを定めた ・厚生省発足に伴い、栄養行政が内務省から厚生省へ移管
〈戦後～昭和30年代〉 欠乏症・飢餓対策	1945年（昭和20） 1947年（昭和22） 1949年（昭和24） 1952年（昭和27） 1954年（昭和29） 1962年（昭和37）	・栄養士規則および私立栄養士養成所指定規則公布 ・東京都において栄養調査を実施（国民栄養調査の開始） ・大日本栄養士会（のちの日本栄養士会）の設立 ・栄養士法が公布され栄養士の資格が法制化された ・栄養改善普及運動開始 ・栄養改善法に基づく集団給食施設栄養相談の開始 ・栄養指導車（キッチンカー）による巡回指導の開始 ・学校給食法に基づく給食の開始 ・栄養改善法による集団給食施設栄養士・管理栄養士配置の努力規定の新設
〈昭和40年代〉 健康体力づくり	1965年（昭和40） 1970年（昭和45） 1972年（昭和47） 1974年（昭和49）	・母子保健法制定 ・保健所において「保健栄養学級」を開催 ・健康増進センターの設置開始 ・学校給食の栄養に関する専門的事項をつかさどる栄養士配置の義務化
〈1978～87 （昭和53～62）年〉 第1次国民健康づくり対策	1978～87年 （昭和53～昭和62） 1979年（昭和54） 1983年（昭和58） 1985年（昭和60） 1986年（昭和61）	・健康づくりの3要素（栄養、運動、休養）の健康増進事業を推進（栄養に重点）し、1978（昭和53）年「健康づくり」元年とした「国民健康づくり運動」の開始 ・市町村栄養改善事業の国庫補助の開始 ・食生活改善推進員教育事業の国庫補助の開始 ・老人保健法制定により各種保健事業が開始 ・食生活指針の策定 ・一定の規模の集団給食施設には管理栄養士の配置を義務づけ規定する ・加工食品の栄養成分表示制度開始
〈1988～99 （昭和63～平成11）年〉 第2次国民健康づくり対策	1987年（昭和62） 1988～99年 （昭和63～平成11） 1989～94年 （平成元～6） 1991年（平成3） 1994年（平成6） 1995年（平成7） 1996年（平成8）	・健康運動指導者、保健婦、栄養士などのマンパワーの確保 ・健康増進、疾病予防（第1次予防）の考え方重視の国民健康づくり運動（アクティブ80ヘルスプラン）の開始 ・運動所要量、運動指針、休養指針、対象特性別食生活指針の策定 ・外食料理栄養成分表示ガイドライン策定 ・保健所法から「地域保健法」制定 ・栄養表示制度の開始 ・国民栄養調査に個人別栄養調査を導入 ・生活習慣病の概念の導入
〈2000（平成12）年～〉 21世紀における国民健康づくり運動「健康日本21」	2000年（平成12） 2002年（平成14） 2004年（平成16） 2005年（平成17） 2006年（平成18） 2008年（平成20） 2009年（平成21） 2011年（平成23） 2012年（平成24） 2013年（平成25） 2014年（平成26） 2015年（平成27） 2016年（平成28）	・「健康日本21」実施 ・保健機能食品制度創設 ・栄養改善法から健康増進法へ ・学校教育法における「栄養教諭」制度が創設され、平成17年度より開始 ・「日本人の食事摂取基準（2005年版）」公表 ・健康フロンティア戦略の開始 ・介護保険制度の改定による「栄養ケア・プラン」の導入 ・食育基本法施行 ・「食育推進基本計画策定」 ・食育白書初版を公表（内閣府） ・「妊婦のための食生活指針」の策定 ・「健康づくりのための運動指針2006」の策定 ・「健康日本21」の中間報告 ・特定健診・特定保健指導の開始（メタボ健診） ・「日本人の食事摂取基準（2010年版）」公表 ・食事摂取基準が健康増進法に規定される ・消費者庁設立と同時に健康増進法第26～33条を所管 ・「第2次食育推進基本計画」 ・「子ども・子育て支援法」制定 ・「健康日本21（第二次）」実施 ・「健康づくりのための身体活動基準2013」、「健康づくりのための身体活動指針（アクティブガイド）」策定（厚生労働省） ・「日本人の食事摂取基準（2015年版）」公表（厚生労働省） ・「健やか家族21（第2次）」の策定 ・「食品表示法」施行 ・「第3次食育推進基本計画」公表

た．その後，経済成長期には，食糧事情が好転し，国民の体力づくりの機運が高まった．一方で食生活の「欧米化」に伴い，疾病構造は成人病（生活習慣病）が増加し，人口構造は少子高齢化へと変化し，対策の中心は，健康づくりに移行した．

b 生態系保全のための公衆栄養活動

食は生態系や自然環境の影響を大きく受け，同時に生態系に影響を及ぼす．地球上すべての人が栄養欠乏や飢餓に陥らず，健康な生活を送るためには，生態系や自然環境を保全し，食料資源の**持続可能性（サステイナビリティ）**＊に配慮した公衆栄養活動が欠かせない．

また，**地産地消**＊など，食料自給率を向上させる取り組みは，農地や漁場などの国内の食料生産地の保護につながり，また，**フードマイレージ**＊を低下させることにより地球環境への負荷を軽減する．**食品ロス**＊の低減は無駄な食料の廃棄を減らし，食料資源の均等な配分に貢献する．いずれも生態系保護のための公衆栄養活動において重要な考え方である（2章 D p.25 参照）．

c 地域づくりのための公衆栄養活動

公衆栄養活動は，住民が自ら潜在能力を発揮して健康に影響する意思決定を行い，主体的に行動することが効果的である（エンパワメント→1章 Be 参照）．地域に特定の目的や共通性を備えたコミュニティ（1章 A 参照）を形成し，自主的な住民参加による地区組織活動（**コミュニティオーガニゼーション**＊，1章 A 参照）によって公衆栄養活動を実施することが，重要な意味をもつ．

公衆栄養活動は，おもに保健所・市町村保健センターの行政栄養士がコーディネーターとなって進められる．食生活改善推進員（ヘルスメイト）など，自らが住民であるボランティアの協力を得ることでコミュニティのなかでの互いの啓発が可能となり，自己管理能力（エンパワメント）が高まり，住民のニーズに沿った活動を展開することができる．

d ヘルスプロモーションのための公衆栄養活動

健康とは「完全な身体的，精神的，社会的に良好な状態で，単に疾病や病弱の存在しないことではない．」と WHO によって定義されている．疾病予防だけが目的でなく社会心理的な面にも注目し，**生活の質（QOL）**＊の向上をゴールとした健康の維持増進の概念が広がってきた．

ヘルスプロモーション＊とは上記の健康を維持増進するための戦略で，「人々が自らの健康をコントロールし，改善することができるようにするプロセス」と定義されている（1986 年，WHO，オタワ憲章）．

オタワ憲章では，ヘルスプロモーション実現のため「3つの基本戦略」と「5つの方法」を掲げている．3つの基本戦略とは，「唱道（Advocacy）」，「能力の付与（Enabling）」，「調停（Mediating）」である（**表1.2**）．これらを用いて，「健康的な公共政策づくり」，「健康を支援する環境づくり」，「地域活動の強化」，「個人技術の開発」，「医療サービスの方向転換」の5つの方法を推進する（**図1.4**）．個人の努力による技術や能力の向上だけでなく，それを支援する社会的，経済的，政治的な環境づくりの重要性が強調されている．日本の健康政策である「健康

コラム　サステイナブル寿司？

サステイナビリティ活動が盛んな米国では，サステイナブル寿司なるものが存在する．天然でなく，養殖の魚を使ったり，資源の持続可能性が守られた産地や漁法でとれた魚をネタとして使用する．また，食物連鎖の下位のほうにいる鰯や鯵などの小さな魚を選ぶのもサステイナブルだそうだ．

B 公衆栄養活動

〈表1.2〉 ヘルスプロモーションの戦略

3つの基本戦略	ヘルスプロモーションにおける意味
唱道	健康の意義について支持・提言・擁護すること.
能力の付与	健康的な選択のための環境, 情報へのアクセス, 技術や機会がすべての人々に平等に与えられること.
調停	保健医療以外の分野, 政府や非政府・任意団体保健, 産業やメディアなどの多分野の協力. 保健医療専門家や組織は, 各分野間の調整の責任をもつ.

（資料：WHO ウェブサイト）

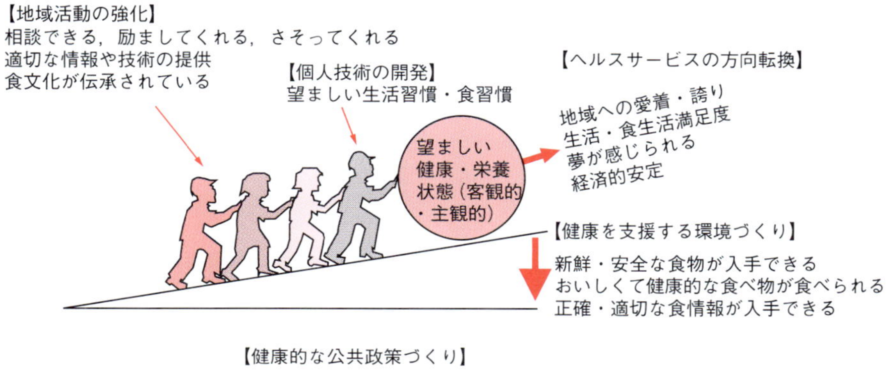

【地域活動の強化】
相談できる, 励ましてくれる, さそってくれる
適切な情報や技術の提供
食文化が伝承されている

【個人技術の開発】
望ましい生活習慣・食習慣

望ましい健康・栄養状態（客観的・主観的）

【ヘルスサービスの方向転換】
地域への愛着・誇り
生活・食生活満足度
夢が感じられる
経済的安定

【健康を支援する環境づくり】
新鮮・安全な食物が入手できる
おいしくて健康的な食べ物が食べられる
正確・適切な食情報が入手できる

【健康的な公共政策づくり】

〈図1.4〉 ヘルスプロモーション実現のための5つの方法
（吉田・内藤, 1995 より一部改変）

日本21（第二次）」は, このヘルスプロモーションの考えに基づいて実施されている.

e 自己管理能力（のための公衆栄養活動）

個人や集団が, 自分たちの生活をコントロールできるようになるためのスキルや能力を身につけることを**エンパワメント**＊と呼ぶ. オタワ憲章では「人々や組織, コミュニティが自分たちへの統御を獲得するプロセス」と定義され, ヘルスプロモーションを進めるうえで, 人々が潜在能力を発揮して, 健康に影響する意思決定や行動を実践することが重要な戦略とされている.

エンパワメントは, 個人, 組織, コミュニティの3つのレベルで考えられ, 相互に関連することで各レベルが高まる（**図1.5**）.

f 疾病予防のための公衆栄養活動

疾病予防対策には一次・二次・三次予防がある. 一次予防は疾病発生要因への曝露を取り除くことによる「発症予防・健康増進」, 二次予防は「早期発見・早期治療」による重症化の予防, 三次予防は疾病進行期以降の「再発防止・進行予防」である（**表1.3**）. 公衆栄養活動においては, 生活習慣病の一次予防がとくに重要である.

また, 疾病予防対策の戦略としては「ハイリスクアプローチ」と「ポピュレーションアプロ

コラム　ヘルスプロモーション

1986年オタワで開催されたヘルスプロモーション国際学会は, ヘルスプロモーションの定義を「オタワ憲章」として提唱. ヘルスプロモーションは単に保健医療機関に求められる責務ではなく, 健康的なライフステージを超えたここちよい状態（well-being）にまで及ぶ. 健康はQOLを維持, 向上するための資源と考えた.

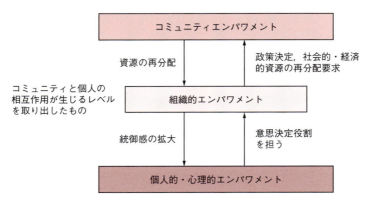

〈図1.5〉 エンパワメントの3つのレベルとその関係
(清水・山崎, 1997より一部改変)

〈表1.3〉 疾病対策各段階の対象と例

段階	対象となる状態	例
一次予防	健康な状態	生活習慣改善, 予防接種など
二次予防	疾病症状が発現する前	検診(がん・糖尿病など)・特定健診など
三次予防	疾病発生・治療後	機能の維持回復, 社会復帰対策など

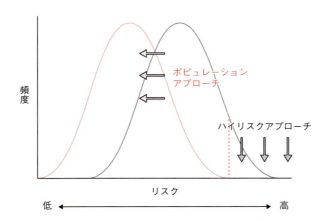

〈図1.6〉 ハイリスクアプローチとポピュレーションアプローチの概念図

ーチ」との2つがある. 公衆栄養活動では, 両者を適切に組み合わせて展開する.
ハイリスクアプローチ*は, 疾病のリスクが高い人々の**リスクファクター***(危険要因)を軽減することにより, 疾病を予防する戦略である. 一方, **ポピュレーションアプローチ***は, 疾病の発症のリスクの有無にかかわらず, 参加者を限定せずに集団全体でリスクファクターを低下させる戦略である (**図1.6**).

国が進める「健康日本21(第二次)」(3章F p.44参照)は, ポピュレーションアプローチを戦略とした生活習慣病の一次予防のための施策である.

g 少子高齢社会における健康増進

少子高齢化は先進国共通の課題であるが, 日本の人口構造はつぼ型であり (**図1.7**), その特徴は, 人口, 出生数が減少し続けていること, 平均寿命, 高齢者の割合が世界のトップクラス

B 公衆栄養活動

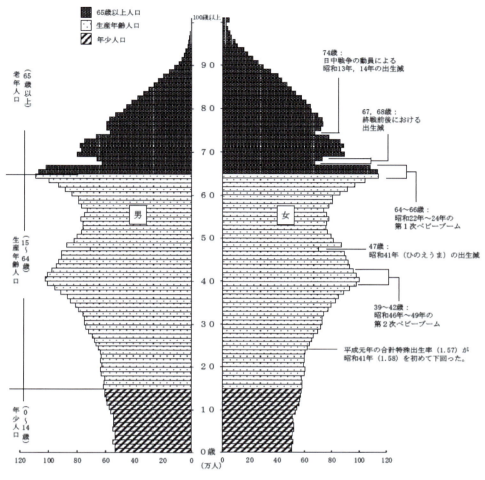

〈図1.7〉 **日本の人口構造**（資料：総務省統計局「平成25年10月現在推計人口」）

で増加していることなどである．こうした人口構造は，社会制度や生活・消費水準，経済状況，疾病構造にも影響を与える．人口構造の変化に伴い，多くの対策が推進されている．

　少子化に対応するための健康増進対策として厚生労働省が行っている取り組みは，「健康日本21」のヘルスプロモーションを基本理念として母子保健の取り組みの方向性と目標が示した「健やか親子21」（平成12年）が柱となり，27年度からは，第1次計画の最終評価での課題を踏まえ，「健やか親子21（第二次）」が実施されている（6章Cのa，p.108参照）（**図1.8**）．

　一方，高齢社会に対する対策としては，「健康日本21（第二次）」において，高齢になっても社会生活を営むために必要な機能を維持するために，高齢者の健康に焦点を当てた取り組みを強化する目標を掲げている．また，高齢社会の最大の課題である介護を「国民全体で支え合う」ための**介護保険制度**は，平成12年から開始し，急速な高齢化に伴って，利用者数が大幅に増加し，国民の間に普及している（6章Cのa p.109参照）．

「健やか親子21（第二次）」の基本的な考え方
基本的視点
○指標の設定は，下記の観点から行った．
・今まで努力したが達成（改善）できなかったもの（例：思春期保健対策）
・今後も引き続き維持していく必要があるもの（例：乳幼児健康診査事業などの母子保健水準の維持）
・21世紀の新たな課題として取り組む必要のあるもの（例：児童虐待防止対策）
・改善したが指標から外すことで悪化する可能性のあるもの（例：喫煙・飲酒対策）

10年後に目指す姿
○日本全国どこで生まれても，一定の質の母子保健サービスが受けられ，かつ生命が守られるという地域間での健康格差を解消すること．
○疾病や障害，経済状態などの個人や家庭環境の違い，多様性を認識した母子保健サービスを展開すること．
○上記2点から，10年後の目指す姿を「すべての子どもが健やかに育つ社会」とした．

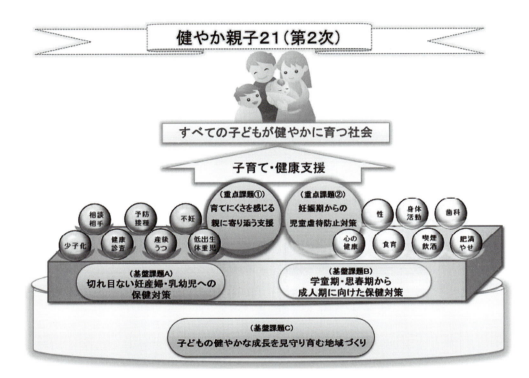

〈図1.8〉 健やか親子21（第二次）の概要とイメージ図
（資料：厚生労働省「健やか親子21（第二次）」について検討会報告書）

コラム　日本の少子化対策

　少子化対策は，「今後の子育て支援のための施策の基本的方向について」（エンゼルプラン，平成6年），「重点的に推進すべき少子化対策の具体的実施計画について」（新エンゼルプラン，平成11年）などの策定により，保育サービスの計画的整備などが進められた．さらに平成15年には少子化社会対策基本法と次世代育成支援対策推進法が制定され，内閣府に少子化対策会議が設置され，「少子化対策大綱」が閣議決定された．近年の対策では，子育て不安を解消し，生活と仕事と子育ての調和させる施策「子ども・子育て支援」の視点が中心となってきており，平成24年には子ども・子育て支援法が制定された．

2 健康・栄養問題の現状と課題

　日本人の食生活は，第二次世界大戦を境に大きく変化した．衛生・栄養状態の改善，医療の進歩により平均寿命，健康寿命が世界トップクラスになる一方，少子高齢化が進んでいる．経済発展によりさまざまな食品を消費するようになったが，生活習慣の変化に伴い疾病構造が変化し，医療経済を圧迫している．本章では，国民の生活とその背景，食環境の変遷と現状，諸外国における健康・栄養問題を整理し，今後の対策を検討するための基礎を学ぶ．

A 健康状態の変化

a 死因別死亡

1) 死亡率の動向

　戦後わが国は，衛生面の向上，生活・栄養・環境の改善，医療技術の進歩などにより，乳幼児や青年の死亡数が大幅に減少した．一方で，少子高齢化が進んだため，全死亡者数に占める高齢者の割合が上昇した．そのため，粗死亡率は1950（昭和25）年の10.9（人口千対）から1979（昭和54）年には6.0と低下したものの，その後2013（平成25）年は概数で10.1と漸増傾向にある．一方で年齢調整死亡率は，男性が18.6から5.2（2012年），女性が14.6から2.7と低下している．

2) 死因別死亡率の動向

　わが国における主要死因別死亡数，ならびに人口10万人あたりの死亡率の年次推移をみると，戦後すぐは結核が1位であったが，その後大きく減少し，脳血管疾患が1位となった．

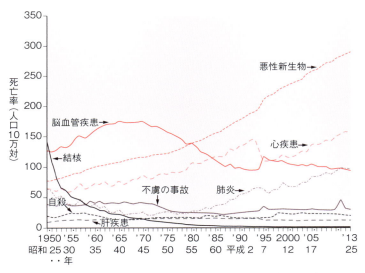

〈図2.1〉 主要死因別にみた死亡率（人口10万対）の推移
（資料：厚生労働省「人口動態統計」*）
注1) 平成6年までの死亡率は旧分類によるものである．
　2) 平成25年は概数である．

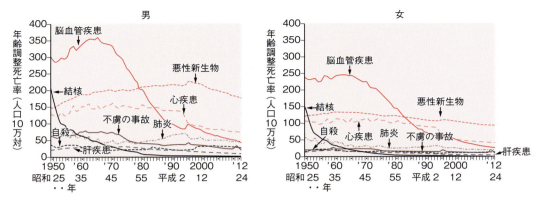

〈図 2.2〉 性・主要死因別にみた年齢調整死亡率（人口 10 万対）の推移

（資料：厚生労働省「人口動態統計」）
注　年齢調整死亡率の基準人口は「昭和 60 年モデル人口」である．また，平成 6 年までは旧分類によるものである（肝疾患の昭和 25〜55 年はデータ不備のため，5 年間隔で表示してある）．

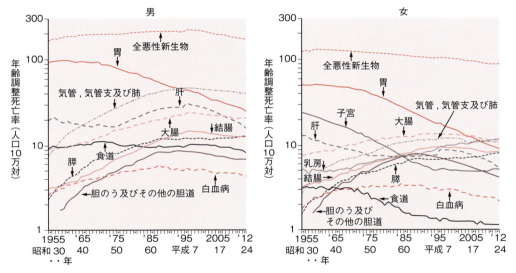

〈図 2.3〉 部位別にみた悪性新生物の年齢調整死亡率（人口 10 万対）の推移

（資料：厚生労働省「人口動態統計」）
注 1）　大腸は，結腸と直腸 S 状結腸移行部および直腸を示す．ただし，昭和 40 年までは直腸肛門部を含む．
　 2）　結腸は，大腸の再掲である．
　 3）　肝は，肝および肝内胆管を示す．
　 4）　年齢調整死亡率の基準人口は「昭和 60 年モデル人口」である．

1980（昭和 55）年以降は悪性新生物が 1 位となり，現在も増加傾向にある．2013（平成 25）年時点では，1 位悪性新生物，2 位心疾患，3 位肺炎，4 位脳血管疾患の順となっている（**図 2.1**）．

しかしながら，これらの傾向も少子高齢化の影響を大きく受けており，必ずしも悪性新生物などが増加の一途をたどっているとはいえない．年齢調整死亡率でみると，脳血管疾患は著しく低下し，悪性新生物と心疾患も 1990 年代後半から漸減傾向を示している（**図 2.2**）．ただし，悪性新生物については，部位別統計年齢調整死亡率は男女の膵がんと女性の乳房（乳がん）が漸増傾向にある（**図 2.3**）．

3）主要疾患の罹患率について

生活習慣病の年齢調整死亡率は漸減傾向にある．この傾向は，必ずしも生活習慣病を患う者

A 健康状態の変化

もまた漸減傾向にあることを示すものではない．医療技術の進歩などにより，生活習慣病になっても命を取り留め，別の原因によって死亡することが増えてきた可能性を示している．したがって，予防医学の視点からこれら疾患の死亡率のみならず，**罹患率**＊の動向についても把握する必要があるものの，その統計情報は必ずしも多くはない．

悪性新生物については，国立がん研究センターが地域がん登録情報をまとめ年齢調整罹患率の推移を公表しているが，男女とも年々増加傾向がみられている．心疾患や脳血管疾患については登録制度がない．長期的に実施されている複数の地域住民を対象とした疫学研究の結果では，農村部や女性ではみられていないが，都市部男性においては虚血性心疾患の罹患率が近年微増傾向にあることが報告されている．

b 平均寿命，健康寿命

平均余命とは，ある年齢の集団がその後何年生きられるかという期待値であるのに対し，平均寿命とは0歳の平均余命をいう．わが国の平均寿命は，昭和期に入って延び始めた．1947（昭和22）年に男女とも50歳を超え，2014（平成26）年の簡易生命表によると，男性は80.50歳，女性は86.83歳と世界でもトップレベルの長寿国となった．

1）生命表

生命表は，ある期間における死亡状況（年齢別死亡率）が今後変化しないと仮定したときに，各年齢の者が1年以内に死亡する確率や平均してあと何年生きられるかという期待値などを，**死亡率**＊や平均余命などの指標（生命関数）によって表したものである．厚生労働省では，完全生命表と簡易生命表の2種類の生命表を作成・公表している．完全生命表は，1960（昭和35）年に公表された第10回生命表以降，5年ごとに行われる国勢調査年次の人口動態統計（確定数）と国勢調査人口に基づき5年に一度作成され，生命表の確定版という性格をもっている．簡易生命表は，人口動態統計（概数）と推計人口を用いて毎年作成され，完全生命表を補完するものとして，最新の平均余命などの動向をみることができる．また，生命表は都道府県，市区町村別でもそれぞれ作成することができ，地域間の比較なども可能である．

2）健康寿命

WHOは，世界各国の健康度を示す指標として，認知症や寝たきりにならない状態で自立した生活ができる期間を健康寿命（healthy life expectancy：HALE）と定義し，この言葉を公表した．日本では，2013（平成25）年に始まった健康日本21（第二次）において，健康寿命の延伸が具体的行動目標として掲げられている．健康日本21（第二次）の推進に関する参考資料によると，2010（平成22）年，日本人男性の平均寿命79.55歳に対し健康寿命は70.42歳，女性は86.30歳に対し73.62歳であった（**図2.4**）．今後も平均寿命の延伸が見込まれるなかで，個人の生活の質の低下や社会保障負担の軽減のためにも平均寿命と健康寿命との差（日常生活に制限のある不健康な期間）を短縮させる方策が重要である．

c 生活習慣病の有病率

1）肥満

国民健康・栄養調査結果（2014年）によると肥満者の割合（BMI≧25）は，男性が28.7％，女性は21.3％である．男性は50歳代（34.4％），女性は70歳以上（24.7％）が最も多かった．この10年間で見ると，男女ともに有意な変化はみられていない．

2）糖尿病

国民健康・栄養調査結果（2012年）によると，糖尿病が強く疑われる人（ヘモグロビンA1c（以下，HbA1c）の値6.1％（JDS値）以上，または，質問表で「現在糖尿病の治療を受けてい

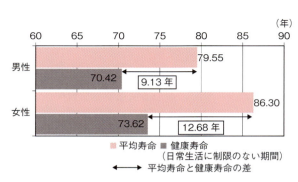

〈図 2.4〉 平均寿命と健康寿命の差
(資料：平均寿命（平成 22 年）は厚生労働省「平成 22 年完全生命表」，健康寿命（平成 22 年）は厚生労働科学研究費補助金「健康寿命における将来予測と生活習慣病対策の費用対効果に関する研究」)

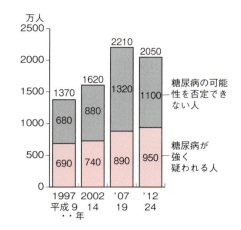

〈図 2.5〉 年次別にみた糖尿病の状況
(資料：厚生労働省「平成 24 年度国民健康・栄養調査結果の概要」)

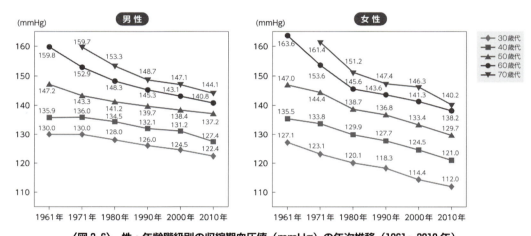

〈図 2.6〉 性・年齢階級別の収縮期血圧値（mmHg）の年次推移（1961～2010 年）
(資料：研究代表 三浦克之「2010 年国民健康栄養調査対象者の追跡開始（NIPPON DATA 2010）と NIPPON DATA 80/90 の追跡継続に関する研究，2013 ほか)

る」と答えた人）は約 950 万人，糖尿病の可能性が否定できない人（HbA1c の値が 5.6％以上 6.1％未満で，「糖尿病が強く疑われる人」以外の人）は約 1,100 万人，計約 2,050 人と推定された．2007 年度の同調査結果では，糖尿病が強く疑われる人と糖尿病の可能性が否定できない人を合わせて約 2,210 万人と推定されたことから，糖尿病患者数は減少に転じた（**図 2.5**）．

3) 高血圧症

循環器疾患基礎調査ならびに国民健康・栄養調査を中心とした NIPPON DATA 80，90，および 2010 の結果によると，高血圧有病率は高齢者ほど高く，男性では 50 歳代以上，女性では 60 歳代以上で 60％を超えている．また，同調査によると 2010 年時点で高血圧有病者数は約 4,300 万人（男性 2,300 万人，女性 2,000 万人）と推定された．この 30 年間の推移をみると，男女とも高血圧治療率や管理率は増加傾向，収縮期血圧は低下傾向にあった（**図 2.6**）．

4) 脂質異常症

国民健康・栄養調査結果（2013 年）によると脂質異常症が疑われる者の割合は 21.7％であり，男性では 50 歳代，女性では 60 歳代から 20％を超えている．循環器疾患基礎調査ならびに国民

コラム　比較するには標準化から

　わが国の粗死亡率は大きく変わっていない一方で，年齢調整死亡率は低下している．これは少子高齢化の影響を考慮した統計の結果であり，衛生や医療水準の向上はきちんとわが国の死亡率の低下につながる可能性を示している．このように，集団内の年齢構成はその集団の健康指標に大きく影響を及ぼすため，多くの健康指標において異なる時代や地域といったほかの集団を比較する場合には，年齢構成の違いを標準化することが重要である．

　同じく比較するうえで重要なのは，基準の標準化である．わが国の死亡率は，WHOの国際疾病分類第10版（ICD-10）によって統計が行われているため，国際比較が可能である．一方で，ICD-9からICD-10に変わった1994〜95年は，死亡診断書の改正に伴い，心疾患の死亡率の低下，脳血管疾患の増加がみられた．国民健康・栄養調査も2001年から穀類の評価方法が変わったため，それ以前の穀類摂取量との直接的な比較は困難である．

　以上のように，経年推移や地域比較などを行う場合，集団の年齢構成や評価基準などが「標準化」されているかどうかという視点をもつことが必要である．

健康・栄養調査の結果によると，わが国の総コレステロール平均値は1980年から1990年にかけて上昇し，その後大きな変化はみられていない．

5）メタボリックシンドローム（内臓脂肪症候群）

　国民健康・栄養調査結果（2013年）によると，20歳代以上においてメタボリックシンドロームが強く疑われる人の割合は，男性が23.6％，女性が9.1％であり，予備群と考えられる人の割合は，男性が25.0％，女性が8.4％であった．40〜74歳では，メタボリックシンドロームが強く疑われる人の割合は，男性26.0％，女性は8.8％であり，予備群と考えられる人の割合はそれぞれ，26.2％と9.0％であった．男性では2人に1人，女性では5人に1人がメタボリックシンドロームが強く疑われる人，または予備群であった．

B　食事の変化

　食生活の変遷や現状を知ることは人々の栄養状態を評価し，食生活上の課題を明らかにするうえで重要である．日本の場合は，国民健康・栄養調査結果から推測することができる（3章D p.39参照）．

a　エネルギー・栄養素摂取量

　エネルギー摂取量は，戦後から1970（昭和45）年ごろまで緩やかに増加し，その後緩やかに減少傾向を示している（**図2.7**）．

　たんぱく質摂取量は，戦後から1975（昭和50）年にかけて増加し，1995（平成7）年ごろから緩やかに減少傾向にある．動物性たんぱく質摂取量にも同様の傾向がある．たんぱく質の摂取源としては米類，魚介類が減少し，肉類が増加している（**図2.8**）．

　炭水化物摂取量は，1950（昭和25）年ごろから今日まで減少し，穀類（とくに米）の摂取量の低下と一致している．そのため，エネルギー摂取量に占める栄養素比率（PFC比率）のなかでも炭水化物（C）エネルギー比率は1946（昭和21）年から1980（昭和55）年まで低下し，今日に至っている（**図2.9**）．

　脂質摂取量は，第2次世界大戦後から1975（昭和50）年ごろにかけて約4倍増加し，その後は横ばい状態である（**図2.7**）．食品別摂取量では油脂類由来が減少し，菓子類を含めたその他食品由来が増えている（**図2.10**）．動物性脂質摂取量の年次推移も総脂質量と同様の傾向である（**図2.7**）．

2 健康・栄養問題の現状と課題

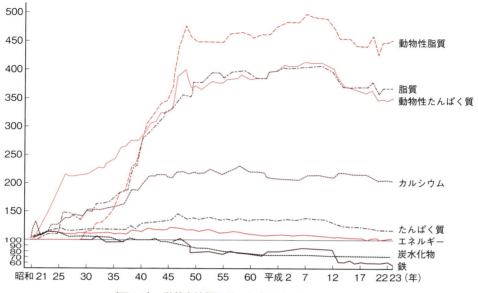

〈図2.7〉 栄養素等摂取量の年次推移（昭和21＝100）

動物性脂質は昭和30年＝100，鉄は昭和30年＝100としている．
（資料：厚生労働省「平成25年国民健康・栄養調査報告」平成27年3月および「平成23年国民健康・栄養の現状」（平成27年，第一出版より作図））

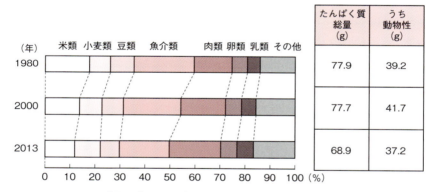

〈図2.8〉 たんぱく質摂取源の主要な食品群割合
（資料：厚生労働省「平成25年国民健康・栄養調査報告」より作図）

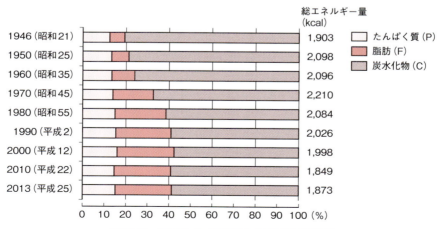

〈図2.9〉 エネルギー摂取量とPFC比率の推移
（資料：厚生労働省「平成25年国民健康・栄養調査報告」より作図）

B 食事の変化

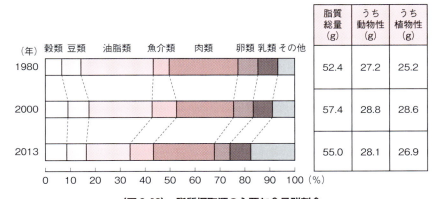

〈図 2.10〉 脂質摂取源の主要な食品群割合
(資料：厚生労働省「平成 25 年国民健康・栄養調査報告」より作図)

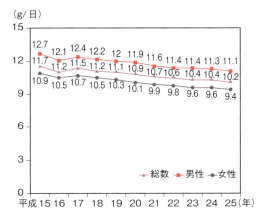

〈図 2.11〉 食塩摂取量の平均値の年次推移（20 歳以上）
(資料：厚生労働省「平成 25 年国民健康・栄養調査報告」)

カルシウム摂取量は，戦後から 1970（昭和 45）年にかけて大きく増加を続け，その後はほぼ一定である（**図 2.7**）．

食塩摂取量は，2003（平成 15）年以降減少傾向にある（**図 2.11**）．エネルギー摂取量も 1970（昭和 45）年以降減少傾向にあり，データの解釈には注意が必要である．

b **食品群別摂取量**

食品群別摂取量の年次推移を**図 2.12** に示す．図の脚注に示すとおり食品群の分類方法が 2001（平成 13）年に変更された．おもな変更点は穀類や乾物の扱いである．

穀類総量，なかでも米類摂取量は 1946（昭和 21）年から 1955（昭和 30）年にかけて増加し，その後 2000（平成 12）年まで減少し続けている．一方，2001（平成 13）年以降の摂取量は「めし，かゆ」など湿重量で算出しているため値は増加しているようにみえるが，比較は不可能である．ほかには，ジャム，みそ，バター，マヨネーズなどの食品分類が変更になった．

年代別に食品群の摂取量をみてみると，野菜類を最も多く摂取しているのは 60 歳代であり（**図 2.13**），20 歳代が最も少なかった．また，10 年前（平成 15 年）に比べて減少し，各年齢層ともに平均値は健康日本 21（第二次）の目標量 350 g に達していないことが問題になっている．果物は 40〜50 歳代で著しく減少し，30〜40 歳代は約 60 g である．肉類の摂取量は各年齢層で増加がみられ，魚介類の摂取量は減少傾向がみられる．

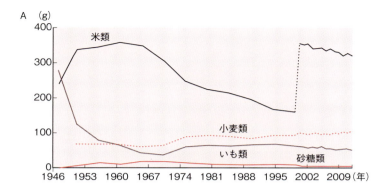
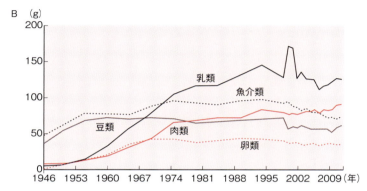
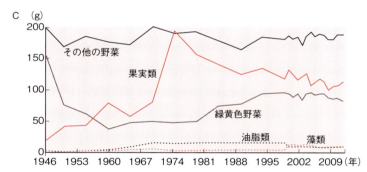

〈図2.12〉 **食品群別摂取量平均値の年次推移**（資料：厚生労働省「平成25年国民健康・栄養調査報告」より作図）
注1) 1964年までは年4回，それ以降は年1回調査（1965, 1967～1971年は5月，それ以外は11月実施）．
注2) トマトは1965年まで果実類，1966～1983年その他の野菜，1984年以降緑黄色野菜．
注3) 緑黄色野菜は，1984年以降新分類で，トマト・ピーマンなどが加わる．
注4) きのこ類は，その他の野菜類に含まれる．
注5) 米類と海藻類は，2001年以降は原重量ではなく，「めし」「かゆ」，あるいは「水戻しわかめ」などで算出．
注6) 図（A，C）中，油脂類，小麦類，海藻類，種実類の目盛は右軸．
注7) 2001年以降分類方法が変わっているため，値は接続しないことに注意が必要（ジャムは砂糖類から果実類に，味噌は豆類から調味料類に，マヨネーズは油脂類から調味料類になった）．

c 料理・食事パターン

　日本の料理・食事パターンには和食・洋食・中華を基本に，最近ではそれぞれの折衷料理や無国籍料理といったものまでがある．

　明治維新前は米と野菜中心にみそやしょうゆ，塩で調味し，調理法は煮る，焼く，茹でる，蒸す，漬けるといったものが中心であった．明治時代以降になって肉料理が導入され，洋食文化が加わった．本格的に油料理が普及するのは終戦後の，栄養士を中心としたキッチンカーを

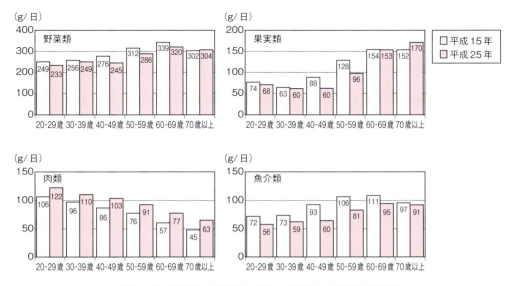

〈図 2.13〉 野菜類，果実類，肉類，魚介類の年齢別年次比較
(資料：厚生労働省「平成 25 年国民健康・栄養調査報告」)

使った「フライパン運動」の成果であり，これまでの料理に炒める，揚げるといった調理法が加わった．

　油の利用は食材としての肉類摂取量の増加を促すこととなり，調理用の油に加えて肉類に含まれる油の摂取量が増加することとなった．終戦直後の脂質エネルギー比率は 7.0% であったが，最近（平成 25 年）では 26.2% にも達し（**図 2.9**），脂質の摂り過ぎによる健康障害が危惧されるまでになった．

C　食生活（食行動，食知識・食態度・食スキル）の変化

　時代の変化とともに，日本人の食生活にも変化がみられる．健康日本 21 では健康寿命の延伸に向けて栄養・食生活分野についても目標が検討され，平成 12（2000）年からは栄養状態，栄養素（食物）摂取レベル，知識・態度・行動レベル，環境レベルについて，平成 25（2013）年からは健康日本 21（第二次）としてそれぞれの目標が示されている（3 章 F 参照，p.44）．各課題ともにさまざまな段階の対象者が存在することから，それぞれの現状を踏まえた食生活支援が求められる（**表 2.1**）．

a　食行動

1）朝食欠食

　習慣的に朝食を欠食する人の割合は，男女とも 20 歳代と 30 歳代で多く，男性は女性より多い傾向がある（**図 2.14**）．習慣的に朝食を欠食している者における朝食を食べるために必要な支援内容は，男女とも「早く寝る，よく眠る」が 3 割と多く，次いで「自分で朝食を用意する努力」であり，女性の回答割合は男性に比べて高かった（**図 2.15**）．男性はさらに「家族や周りの人の支援」「残業時間の短縮など労働環境の改善」を挙げる割合が高かった．朝食を今までどおり食べるために必要な支援内容は，男性は「家族や周りの人の支援」が，女性は「自分で朝食を用意する努力」という回答が全体の 5 割以上を占めていた．

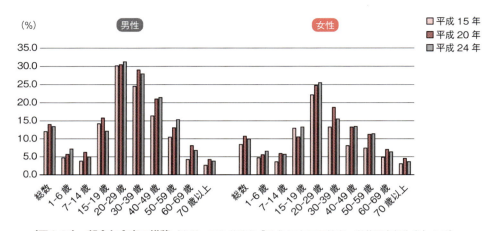

〈図 2.14〉 朝食欠食率の推移（資料：厚生労働省「平成25年国民健康・栄養調査報告書」より）

欠食とは，次の3つの合計である．① 食事をしなかった場合，② 錠剤などによる栄養素の補給，栄養ドリンクのみの場合，③ 菓子，果物，乳製品，嗜好飲料などの食品のみを食べた場合．
グラフ上のばらつきを少なくするため，平成15年と平成20年は前後の年次結果を足し合わせ，計3年分を平均化した．
平成24年の値は抽出率などを考慮した全国補正値．

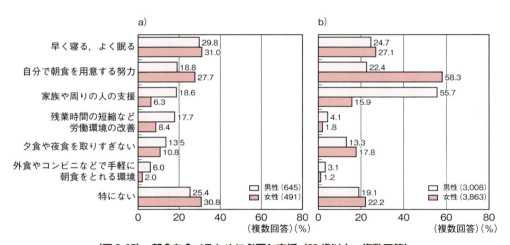

〈図 2.15〉 朝食を食べるために必要な支援（20歳以上，複数回答）
（資料：内閣府「平成26年食育に関する意識調査」より）
a) 習慣的に朝食欠食している者による回答
b) 朝食をほとんど毎日食べている者における，朝食を今までどおり食べるために必要な支援

　平成27（2015）年の食育に関する意識調査によると，朝食を食べないことに影響を与えていると思うものは何かと尋ねたところ，回答率の高い順に「朝は食欲がないこと」42.1%，「朝食を食べなくても問題がないこと」34.7%，「早く起きられないこと」30.1%，「自分で朝食を用意する手間」17.8%，「朝食を食べる習慣」17.8%，「残業時間等の労働時間・環境」16.2%であった．
　それぞれの特性に合わせた支援が必要である．

2）共　食

　平成22（2010）年児童生徒の食生活等実態調査によると食事を一人で食べる子どもは，朝食では小学生が15.3%，中学生が33.7%，夕食では小学生が2.2%，中学生が6.0%であり，増加傾向にあることが課題となっている．平成26年食育に関する意識調査結果によると，朝食ま

C 食生活（食行動，食知識・食態度・食スキル）の変化

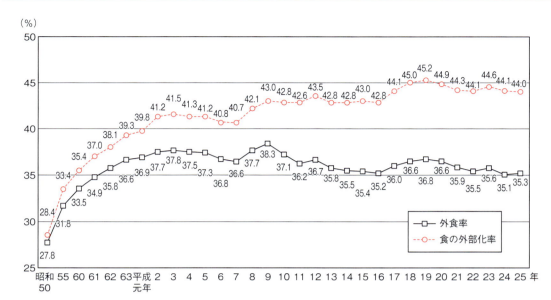

〈図2.16〉 外食率と食の外部化率（資料：（公財）食の安全・安心財団による推計）

$$外食率 = \frac{外食産業市場規模}{（家計の食料・飲料・煙草支出 - 煙草販売額）＋外食産業市場規模}$$

$$食の外部化率 = \frac{外食産業市場規模 + 料理品小売業}{（家計の食料・飲料・煙草支出 - 煙草販売額）＋外食産業市場規模}$$

たは夕食を一人で食べる子どもは朝食欠食の頻度が高くなっている．先行研究において，共食頻度が低い児童生徒は肥満・過体重が多いこと，孤食頻度が高い中学生は自覚的症状の訴えが多いことが報告されている．共食頻度が高い者は野菜・果物・ご飯をよく食べる者が多く，清涼飲料水の摂取量が低く，ビタミン，ミネラルの摂取量の多いことが報告されている．共働きが増えるなどライフスタイルの変化により家族一緒に食卓を囲むことが難しくなっている．良好な食習慣を確立し，健康を維持増進させるためにも共食の機会を増やすことが求められる．

3) 外食

家計から推計された外食率を図2.16に示す．外食率は1975（昭和50）年から1989（平成元）年にかけて増加し，その後は緩やかに減少している．その一方，食の外部化率は緩やかに増加している．

外食や市販の既成食品の利用は手軽であるが，塩分，糖分，飽和脂肪などの摂りすぎになりやすいことが指摘されている．栄養成分表示を活用することが望まれる．

b 食知識・食態度

1) 食知識

平成25（2013）年食育に関する意識調査報告書において，食品の選択や調理についての知識について年代別に尋ねた結果，「ないと思う」人は若年期に多かった（図2.17）．また，その詳細を図2.18に示す．「あまり知らない・ほとんど知らない」と回答した項目は割合の多い順に「郷土料理や行事料理」51.6％，「災害時の非常食の備え方」44.3％，「健康に配慮した料理の作り方」40.1％，「なにをどれだけ食べたらよいか」38.3％，「食品の廃棄を減らす方法」37.1％，「エネルギー（カロリー）などの栄養表示の見方」36.5％，「地域の産物の知識」29.9％，「食中毒の予防」15.9％，「食品の保存方法」15.2％であった．また，平成27（2015）年の同報告書に

2 健康・栄養問題の現状と課題

① 食生活に関する知識
食品の選択や調理についての知識に関して「ないと思う」人は、20歳代〜30歳代の男性で約5割、女性で約3割であった。

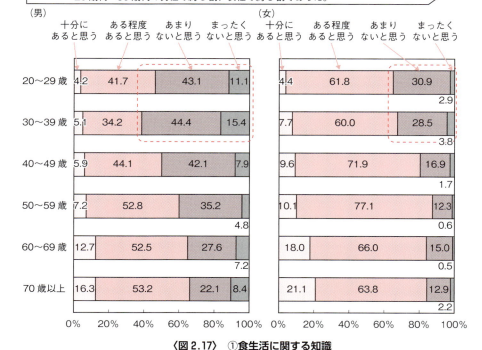

〈図2.17〉 ①食生活に関する知識
（資料：第3次食育推進基本計画における重点課題の方向（案）．平成27年版「食育白書」）

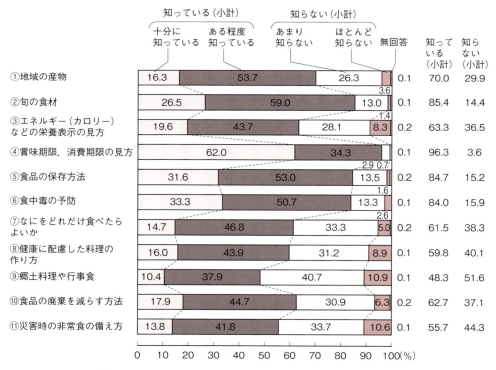

〈図2.18〉 食品の選択や調理についての知識度（n = 1773人）
（資料：内閣府「平成25年3月食育に関する意識調査報告書」）

C 食生活（食行動，食知識・食態度・食スキル）の変化

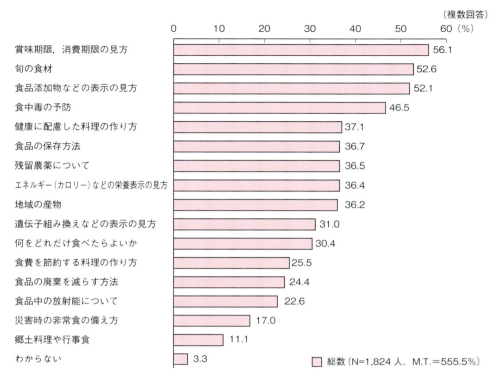

〈図 2.19〉 食品の選択や調理についての知識の重要度（複数回答）
（資料：内閣府「平成 27 年 3 月食育に関する意識調査報告書」）

おいて，どのような知識が重要と思うかを尋ねた結果，多い順に「賞味期限，消費期限の見方」56.1％，「旬の食材」52.6％，「食品添加物などの表示の見方」52.1％，「食中毒の予防」46.5％，「健康に配慮した料理の作り方」37.1％であった（**図 2.19**）．健全な食生活を「心掛けていない」人の割合（**図 2.20**），朝食を「ほとんど食べない」人の割合（**図 2.21**）はいずれも若い世代に多かった．

2) 主食・主菜・副菜を組み合わせた食事

1日に2回以上，主食・主菜・副菜のそろった食事をすることについて「ほとんど毎日」と答える割合が67.8％に対し，「週に2～3日」「ほとんどない」と答えた者が19.1％であった（**図2.22b**）．平成26（2014）年の同調査によると「週に5日未満」と回答した者における「出来ないことに影響を与えている要因（複数回答）」は「時間の余裕がないこと（49.4％）」「手間が煩わしいこと（42.9％）」「量が多くなること（16.2％）」「そろえる必要を感じないこと（13.7％）」「外食が多く，難しいこと（9.7％）」「食費の余裕がないこと（8.0％）」の順に多かった．平成25（2013）年国民健康・栄養調査によると，3食ともに組み合わせて食べている者は男性38.4％，女性36.5％で，若い層ほど低い傾向がある．

平成23（2011）年国民健康・栄養調査によると，野菜をはじめとする生鮮食品をふだん入手（買い物等）している人は年代別では20歳代，性別では男性が少なく（**図2.23**），できない理由として価格をあげている．

②健全な食生活の実践の心掛け
若い世代では、「心掛けていない」人の割合が高い状況であった。

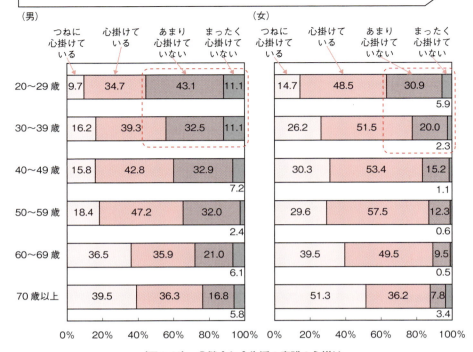

〈図 2.20〉 ②健全な食生活の実践の心掛け
（資料：第 3 次食育推進基本計画における重点課題の方向（案），平成 27 年版「食育白書」）

③朝食摂取頻度
朝食を「ほとんど食べない」と回答した 20 歳代～30 歳代の男性は約 2 割であった。

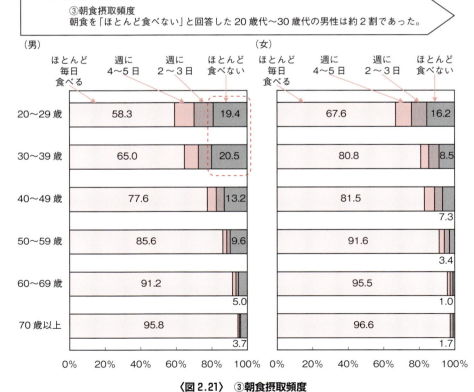

〈図 2.21〉 ③朝食摂取頻度
（資料：第 3 次食育推進基本計画における重点課題の方向（案），平成 27 年版「食育白書」）

C 食生活（食行動，食知識・食態度・食スキル）の変化

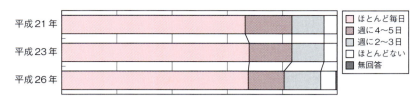

〈図 2.22〉 主食・主菜・副菜をそろえて食べることが 1 日に 2 回以上ある日の週あたりの数
（資料：内閣府「平成 21, 23, 26 年食育に関する意識調査」）

〈表 2.1〉 食行動，食知識・食態度・食スキルの現状

項目	年	結果
主食・主菜・副菜を組み合わせて食べている者	H25 栄	3 食ともに組み合わせて食べている者は男性 38.4%，女性 36.5%．若い層ほど低い傾向がある．
主食・主菜・副菜の 3 つをそろえて食べることができない理由	H27 育	「時間の余裕がない」49.4%，「手間が煩わしい」42.9%，「量が多くなる」16.2%，「そろえる必要を感じない」13.7%，「食費の余裕がない」8.0%．
1 日あたりの摂取食品数	H25 栄	20〜24 食品数が最も多かった．20〜40 歳代で少ない傾向がある．
生鮮食品（野菜，果物，魚，肉など）の入手状況	H23 栄	ふだん入手（買い物など）している者は，男性 36.3%，女性 83.8%．40〜60 歳代女性は 9 割以上だが，男女とも 20 歳代で最も低い．
生鮮食品の入手が困難な理由	H23 栄	ふだん生鮮食品を入手している者のうち，入手を控えたりできなかった理由は，「価格が高い」30.4%，20〜40 歳代では 4 割を超えている．次いで，「生鮮食料品店へのアクセスが不便」が多かった．
世帯の年間収入と食品摂取	H22 栄 H23 栄	世帯の年間収入が低いと，朝食欠食者の割合が多く，野菜や果物の摂取量が少なかった（H22, 23）．
生活習慣病の予防・改善のための取り組み状況（30 歳以上）	H22 栄	生活習慣病の予防・改善に取り組んでいる者の割合は，男性 50.4%，女性 57.6%．ふだんの生活で心がけていることは「食べ過ぎないようにしている」男性 47.2%，女性 51.4%，「野菜をたくさん食べるようにしている」男性 44.6%，女性 57.5%，「脂肪をとり過ぎないようにしている」男性 39.3%，女性 52.0%，「塩分をとり過ぎないようにしている」男性 37.7%，女性 50.0%．
生活習慣病の予防・改善を目的とした生活習慣の改善に取り組んでいない理由（30 歳以上）	H22 栄	「病気の自覚症状がない」男性 52.2%，女性 51.9%，「面倒だから」男性 21.7%，女性 14.6%，「自分の健康に自信がある」男性 18.8%，女性 14.1%，「時間的ゆとりがない」男性 15.8%，女性 14.5%．
食べる速さの状況（20 歳以上）	H21 栄	食べる速さが速いと回答した者は肥満者（BMI 25 以上）の者がやせ，ふつうの者に比べて多かった．
朝食を食べないことに影響を与えていると思うもの	H27 育	「朝は食欲がないこと」42.1%，「朝食を食べなくても問題がないこと」34.7%，「早く起きられないこと」30.1%，「自分で朝食を用意する手間」17.8%，「朝食を食べる習慣」17.8%，「残業時間などの労働時間・環境」16.2%．
1 日のすべての食事を 1 人で食べることについて	H27 育	1 人で食べることが週に 1 日以上の人は 28.0%．思っていることは，「1 人で食べたくないが食事の時間や場所が合わないため仕方ない」47.2%，「1 人で食べたくないが，一緒に食べる人がいないため仕方ない」23.1%，「1 人で食べることが都合がいいため気にならない」18.2%，「自分の時間を大切にしたいため気にならない」16.8%．
健康に悪影響を与えないようにするために，どのような食品を選択するとよいかやどのような調理が必要かについての知識	H25 育	「十分にあると思う」13.5%，「ある程度あると思う」53.0%，「あまりないと思う」27.7%，「まったくないと思う」5.6%．
食品の選択や食に関する知識について「あまり・ほとんど知らない」と回答した割合	H25 育	「郷土料理や行事料理」51.6%，「災害時の非常食の備え方」44.3%，「健康に配慮した料理のつくり方」40.1%，「なにをどれだけ食べたらよいか」38.3%，「食品の廃棄を減らす方法」36.9%，「エネルギー（カロリー）などの栄養表示の見方」36.4%，「食中毒の予防」18.5%，「食品の保存方法」15.1%，「旬の食材の知識」14.4%，「地域の産物の知識」9.9%，「賞味期限，消費期限の見方」3.6%．

※栄：国民健康・栄養調査（厚生労働省），育：食育に関する意識調査（内閣府）

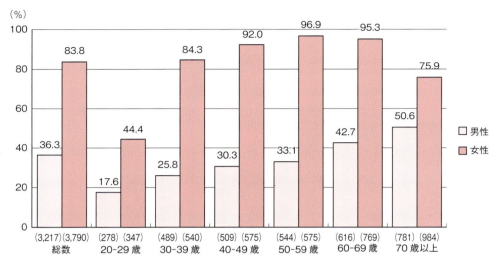

〈図2.23〉 生鮮食品（野菜，果物，魚，肉等）をふだん入手（買い物等）している者の割合
（資料：平成23年国民健康・栄養調査結果の概要）

D 食環境の変化

　食環境は，食物へのアクセス（フードシステム）と情報へのアクセスに分けることができる．食物へのアクセスとは，食品の生産，加工，流通から食物の入手・調理・廃棄などを経て飲食するまでの過程に関わるすべての環境要因である．一方，情報へのアクセスとは，食や健康に関する情報の提供や交流を指し，食行動に影響を及ぼす．食環境には，生活環境，社会環境，自然環境などが関わっているが，それぞれ安心・安全で望ましい食環境に整備していくことが求められている．食の安全に関わる食品衛生監視員は検疫所や保健所・保健センターで活動している．

a 食品生産・流通

　食料が生産される場所と消費される場所の乖離が著しく，問題となっている．地産地消や六次産業化が求められる一方で，経済的発展は地球規模の分業化を促進させ，結果的に一次産業に関わる国内生産量が低下している．その結果，農業においては生産者の高齢化や耕作放棄地の増加，漁業においては健康志向の高まりによる乱獲といった問題が起きている．

　流通面では，従来の商店街に並ぶ専門小売店舗が減少し，スーパーマーケットやコンビニエンスストアなどの大規模かつ全国展開するような小売業者が増え，消費者は24時間いつでも好きな食べ物を入手できるようになった．生産者からの直接仕入れ（一括購入）や，海外から安価な食物を輸入するなど経費の削減と冷凍・冷蔵技術や輸送ルートの発達，家庭における冷凍・冷蔵庫の普及により，生鮮食品の入手が容易になり，食糧の安定供給が進んだ．その一方で食品ロスが課題となっている．農林水産省では各世帯や外食産業における食品の食べ残しや廃棄の実態を把握する，食品ロス統計調査を実施している（統計法2007（平成19）年改正）．食品ロスは年間約500万〜900万tと推計されている（2008（平成20）年報告書）．

$$食品ロス率（世帯調査）=\frac{食品ロス量}{食品使用量}\times 100$$

　食の安心・安全面からは，牛肉と米・米加工品を中心に**トレーサビリティー***（trace＋ability，軌跡をたどれる）のシステムが制度化された．

b 食情報の提供

さまざまな情報が飛び交う時代の今日,健康づくりには国民一人ひとりが正しい食情報を入手し,適切に食品を選択できる力を獲得する必要がある.

食品表示には「自主的かつ合理的な食品の選択の機会の確保」の役割があり,食品表示法により,エネルギー,たんぱく質,脂質,炭水化物,食塩相当量などの表示が義務化された.管理栄養士には地域住民に対する教育ツールとして食品表示を活用することが望まれている.

他には,厚生労働省や内閣府,農林水産省,消費者庁,都道府県や市町村,さらには各種の学会から出されるホームページやポスター,チラシ,国立健康・栄養研究所の「健康食品」の安全性・有効性情報のサイト(https://hfnet.nih.go.jp/)が情報源として優れている.

健康日本21(第二次)では,エネルギーや塩分控えめ,野菜たっぷり・食物繊維たっぷりといったヘルシーメニューの提供に取り組む店舗数の増加を目指している.各市町村保健センターでは地域の各店舗に働きかけ,ヘルシーメニューや食情報の提供について協力を依頼し,食環境の整備につとめている.

c 保健を目的とした食品の提供

保健を目的とした食品には栄養機能食品,特定保健用食品,特別用途食品,そして,機能性食品がある(6章B参照,p.106).

d フードバランスシート(食料需給表)

食料需給表は,わが国で供給される食料の生産から最終消費に至るまでの総量を明らかにしたものであり,食料自給率の算出の基礎となる.農林水産省がFAOの手引きに準拠して,年度ごとに10月1日現在の人口を用いて作成している.図2.24に示すとおり国内生産量+原料輸入量-輸出量+製品輸入量で国内消費仕向量を求める.ここから飼料,種子,加工用と加工減耗量を差し引き,粗食料供給量を求める.これに歩留まりを乗じて(非可食部を差し引いて)純食料を算出する.日本食品標準成分表を用いて熱量,たんぱく質,脂質の1人1日あたりの供給量を算出する.求められた熱量は熱量ベースの食料自給率の算出に用いられる.

e 食料自給率

食料消費量が国内の農業水産業による生産量でどの程度まかなえているかを示す指標である.食料自給率にはおもに3種類の計算方法がある.① 食料の重量を用いて計算した「重量ベース食料自給率」,② 食料に含まれるエネルギー量(kcal)を用いて計算した「供給熱量(カロリー)ベース食料自給率」,③ 食品の価格を用いて計算した「生産額ベース食料自給率」である(図2.25).国際比較には熱量ベースの食料自給率が用いられる.重量ベース自給率は穀類自

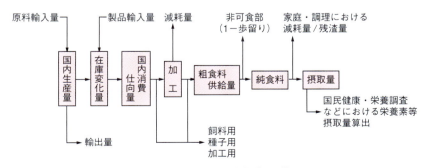

〈図2.24〉 食料需給表作成の手順
(二見,2001より引用)

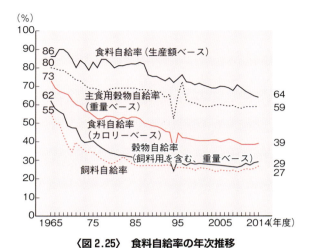

〈図 2.25〉 食料自給率の年次推移
（資料：農林水産省「平成 26 年食料需給表」より引用）
平成 5 年は米が不作となり，平成の米騒動が生じた．

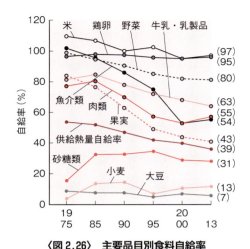

〈図 2.26〉 主要品目別食料自給率
（資料：農林水産省「平成 26 年度食料需給表」より引用
（　）内数値は 2014（平成 26）年の自給率．

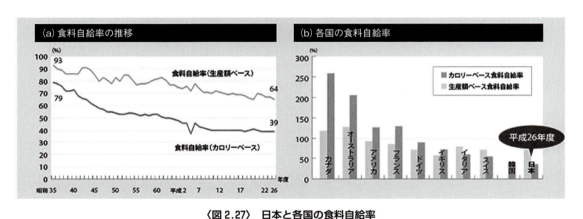

〈図 2.27〉 日本と各国の食料自給率
（資料：農林水産省「食糧需給表」など．Food Action Nippon のウェブページより引用）

給率などおもに品目別自給率に用いられる（**図 2.26**）．米類，鶏卵，野菜類で高く，大豆，小麦，砂糖類で低い傾向がある．なお，自給率は供給量を示すものであり，実際に摂取された重量や栄養素量ではない．計算式は次のとおりである．

① 食料自給率（重量ベース）（％）＝ 国内生産量（t）/国内消費仕向量（t）×100
② 食料自給率（供給熱量ベース）（％）＝国産供給熱量（kcal）/国内総供給熱量（kcal）×100
③ 食料自給率（生産額ベース）（％）＝国内生産額（円）/国内消費仕向額（円）×100
　※総供給熱量＝純食料重量×単位エネルギー量
　　国産供給熱量＝純食料重量×単位エネルギー量×品目別自給率（ただし畜産物・加工品については品目別自給率に加えて飼料自給率・原料自給率を乗じる）

　昭和 30 年代にはカロリーベースで 70％ 程度あった食料自給率は年々低下傾向で推移し，現在ではカロリーベース，生産額ベースのいずれも先進国最低水準である（**図 2.27**）．これは日本人の食生活が，米や野菜など食料自給率の高い食料中心のものから，畜産物や油脂，加工食品等を多く摂取する食生活へ変化したことが大きな原因である．これらの食品そのものやその

> **コラム　食品ロス**
>
> 　純食料のうち，食品の廃棄や食べ残しを食品ロスという．農林水産省では各世帯や外食産業における食品の食べ残しや廃棄の実態を調査している．食品ロスは年間 500〜800 万 t とも推計されている．世界人口が増加し，異常気象で食料生産の不安定な現在においては，食品ロスを減らす工夫が求められている．食育などを通じた食べ物への感謝の心を大切にする意識の共有化と啓発，科学的・合理的根拠に基づいた適切な販売期間（消費期限，賞味期限）の設定，余剰食品，規格外品などの値引き・見切り販売による消費やフードバンク活動などによる活用，食べられる量に合わせた料理の提供および選択，賞味期限などへの正しい理解と食品を無駄にしない在庫管理や調理方法・献立の工夫などがあげられる．

原材料や飼料を輸入に頼る割合が高いため，食料自給率の低下につながった．

　農林水産省は 2015（平成 27）年に閣議決定された新たな**食料・農業・農村基本計画**において，平成 37 年までの食料自給率目標をカロリーベース 45%，生産額ベース 73% とし，さらに**食料自給力*** をはじめて指標化することとし，**Food Action Nippon** などの取り組みを通して食料自給率の向上を目指している．

E　諸外国の健康・栄養問題の現状と課題

　開発途上国は，栄養不足による感染症疾患が問題になりやすく，先進諸国は，栄養過剰・肥満による非感染性疾患が問題と考えがちである．しかし，交通や流通網の発達により，物や人，情報が急速に拡大し（グローバリゼーション），開発途上国でも一部の地域に肥満や生活習慣病が発生したり，先進諸国でも感染症（SARS，エボラ出血熱，デング熱，鳥インフルエンザなど）への罹患リスクが高まっている．

　また，政局が不安定な開発途上国からの難民や移民を先進諸国が受け入れる場合がある．その場合，言葉や文化，経済の壁が，難民や移民と住民との間に「健康格差」を生み出す要因になる．

　健康・栄養問題を考えるうえで，日本国内にとどまらず，世界の地域の現状や課題にも目を向け，国際的な視野で起こりうる栄養問題を予測し，個人レベル，地域レベル，国レベル，地球レベルで栄養分野の専門家が果たすべき役割について，考えていく必要がある．

a　先進諸国

　先進諸国への分類基準の一つとして，経済協力開発機構（OECD）への加盟が用いられる．多くの先進諸国では，農林水産業の技術の進歩により合理的な生産と流通が可能になり，食物供給量を増加させ，食生活を豊かにして，栄養欠乏や不足の状態を克服している．この「栄養不足」から「栄養過多」への移行現象は**栄養転換**（nutrition transition）* と呼ばれている．先進諸国の「栄養過多」は①エネルギー（糖類・脂肪など）の過剰摂取，②野菜・食物繊維などの摂取不足，③日常生活のなかでの身体活動量・運動量の低下などが関わっている．

　国際的基準値として，BMI（体格指数）25 以上を「過体重」，30 以上を「肥満」と定め，世界保健機関（WHO）では 2025 年までに全世界レベルで肥満増加を止める目標を掲げている．世界的には，成人で過体重者が約 35%，肥満者は約 12% と報告されている．小児期の過体重は成人期の肥満や生活習慣病の発症につながるため，今後の健康・栄養問題のひとつとなっている．一方，5 歳未満児のうち 4,300 万人が過体重であると報告されている．

肥満は，生活習慣病である「非感染性疾患（non-communicable diseases：NCD）」の発症と密接にかかわる．NCDには虚血性心疾患・脳血管疾患などの循環器系疾患，悪性新生物，慢性閉塞性肺疾患，糖尿病などが含まれている．世界レベルでみると死因の約5割（52%）はNCDであり，なかでも「悪性新生物（がん）」は先進諸国における最も多い死亡原因とされている．先進諸国における食生活上の課題として，「野菜・果物の摂取の不足」「塩分の過剰摂取」，「脂質の過剰摂取」などがあげられ，いずれもNCD発症と密接に関わる可能性が指摘されている．

「野菜・果物の摂取不足」は，死亡率の2.8%，**障害調整生命年**（DALYs）＊の1%に寄与する可能性についての報告もある．「塩分の過剰摂取」も，高血圧や循環器系疾患などの発症に関わるとの報告がある．WHOは食塩相当量の摂取量を1日あたり5g未満と推奨し，健康日本21（第2次）では8g，日本人の食事摂取基準2015では男性8g未満，女性7g未満を目標量としている．「脂質（とくに飽和脂肪酸・トランス脂肪酸など）の過剰摂取」は，心疾患の発症に関連するとの報告がある．

また，サプリメントの乱用などによるビタミンやミネラルなどの微量栄養素の過剰症も心配されている．一方，日本を含めた先進諸国内では，低所得層や高齢者などに栄養欠乏や不足状態を呈する低栄養問題も混在している．

b 開発途上国

開発途上国の定義として明確な判断基準は確立されていないが，世界銀行のデータに基づく国民総所得（Gross National Income：GNI）を用いて定義すると，世界の200近い国や地域のうち約4分の3は開発途上国に分類される．開発途上国では下気道感染症や下痢性疾患，エイズ，結核などの感染症が先進諸国と比べて上位を占めている．

開発途上国ではこの20～30年間，食・栄養課題の解決への取り組みが進みつつある．しかし，早産や低出生体重による高い乳児死亡率，子どもの栄養不良，低体重など深刻な課題が未解決のままである．

5歳未満死亡率が比較的高い．低栄養は子どもでは成長期における正常な発達を妨げ，妊娠期の女性や胎児では低体重，高齢期では肺炎など，生涯にわたる生命の危機につながる深刻な健康問題をもたらす．子どもの低栄養の現状について，国連児童基金（UNICEF：United Nations Children's Fund）・WHO・世界銀行が連携し，2015年版報告書を公表している（http://www.who.int/nutrition/publications/jointchildmalnutrition_2015_estimates/en/）．5歳未満児死亡率（出生1,000人あたり）は世界全体でみると，1970年が147人，1990年が91人，2000年が76人，2015年が43人と年々低下し，改善傾向が数値的に観察される．しかし，2013年データをみると，後発開発途上国の80人に対し，世界で最も多い国はアンゴラの167人であり，日本では3人と地域格差が著しい．5歳未満児の死亡のうち，約半数は栄養不良が関与し，約45%は生後28日以内に死亡している（UNICEF 2015年統計）ことから，子どもの生存には生後1か月がきわめて重要な時期とされている．子どもの死亡数を減少させるためには，貧困の削減，妊産婦死亡率の減少，教育の普及促進，男女間の平等，環境持続可能性の促進など，多方面にわたる取り組みから食料不足による栄養欠乏症の克服が重要である．

開発途上国では，とくに以下のような栄養障害や課題があり，注意する必要がある．

1) たんぱく質・エネルギー栄養障害（protein energy malnutrition：PEM）

① マラスムス（marasmus）：たんぱく質とエネルギーの両方の欠乏により発症する．体たんぱく質の分解が起こり，体重が減少する．低たんぱく血症を伴う．骨格筋量の萎縮，体脂肪量の減少，発達障害が特徴である．

E 諸外国の健康・栄養問題の現状と課題

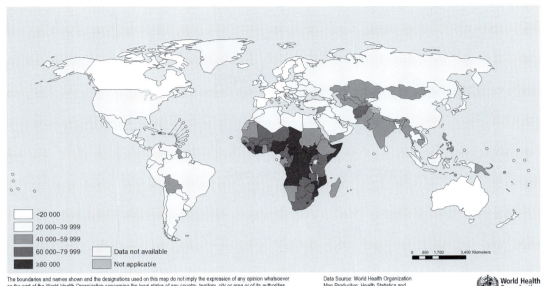

〈図 2.28〉 障害調整生存年数（DALYs）率 年齢調整（WHO, 2012）
（資料：Age-standardized disability-adjusted life year-DALY-rates（per 100 0000 population），2012）

② クワシオルコル（kwashiorkor）：たんぱく質不足により発症する栄養失調．とくに幼児に多くみられる．皮膚の疾患，毛髪の変色，成長の遅延，知能障害などがおもな特徴である．改善のためには，母乳栄養の推進および適切な離乳食・幼児食の提供が必要である．

2) 微量栄養素欠乏症

1日の必要量は微量であるが，妊娠期，授乳期，幼児期，成長期に不足すると深刻な症状となる場合がある．対策にはサプリメントの補給，食物への添加，食事提供や食事内容の改善などがある．とくに，ビタミンA欠乏症（VAD：夜盲症）は南アジア，東アジアなどの米を主食とする地域に多く発症する．一方，ヨウ素（ヨード）欠乏症，鉄・亜鉛欠乏症，ナイアシン欠乏症（皮膚炎，消化管出血を伴う下痢などがおもな症状のペラグラ）などは，とうもろこしを主食とする食文化をもつ国で発症しやすい．

3) 栄養の二重負担（double burden of malnutrition）

開発途上国では，農山村部や都市部のスラムなどで「低栄養や微量栄養素欠乏についての課題」が発生している．また，近年では人口の集中化が進む都市部において「肥満や栄養過剰についての課題」も報告されている．「栄養不足」と「栄養過剰」な状態が混在する状況は「**栄養の二重負担**（二重苦：double burden of malnutrition）」と呼ばれ，深刻な課題となっている．

c 地域間格差

健康や経済的不平等などの格差は現実に存在する．日本だけでなく世界でも，都市と地方といった，生活する社会環境の違いが幸福感や健康度，所得などの格差を生む．地域間格差は深刻である．たとえば，ある集団の健康指標である「**障害調整生命年（障害調整生存年数***，disability-adjusted life years：DALYs）」（理想的な平均寿命からの質的乖離年数を示す指標：早死による生命損失年数と障害による相当損失年数の和）を国別にみると，明らかに地域間格差が存在していることがわかる（**図 2.28**）．また，ヨーロッパのなかであっても地域間格差は存在することを，WHOがウェブサイト上にて報告している（WHO, 2014）．

1） 地域間格差と国際貢献

地域ごとに，医療，衛生，農業，食料，政治，文化，宗教，経済，社会システムなど，さまざまな背景要因がある．その一つひとつが人々の栄養・健康状況に影響をもたらしうる．そのため，地域により直面する課題や最善の課題解決方法がさまざまである．

2） 政府開発援助（official development assistance：ODA）

政府開発援助は「多国間援助」と「二国間援助」に分類される．日本政府は，このODAを通して地域間格差がみられる開発途上国に資金面や技術面から援助を行い，国際貢献・協力を実施している．

3） 独立行政法人国際協力機構（Japan International Cooperation Agency：JICA）

JICAは，世界最大規模の「二国間援助」の機関である．世界150以上の国や地域で国際交流・国際協力事業を展開している．技術や経験をもった栄養士，看護師や薬剤師などの専門職ボランティアを青年海外協力隊隊員として，世界中に派遣する活動を行っている．この活動を通して専門的な技術や経験，資金面から支援し，地域格差の是正を図っている．

3 栄養政策

　国(政府)は地域や職場などの社会集団の心身の健全な発育・発達,健康の保持増進,疾病予防と治療を促進するための政策として,各種法規や制度の制定を行っている.管理栄養士がこれらの効果的な実施に貢献するために,問題点を解決するためにどんな法律や諸施策が整備されているのか,加えて,住民の主体的かつ自主的な行動変容を支援する方策の基礎を学ぶ.

A　わが国の公衆栄養活動

a　健康づくり施策と公衆栄養活動の役割

　公衆栄養活動は,心身の健全な発育・発達,健康の保持増進,疾病予防と治療に貢献することを目的に,地域社会の組織的な努力を通じて,個人,組織,地域全体の栄養状態,健康状態,QOLを高める活動である.

　WHOの「アルマ・アタ宣言」(1978年)では,健康問題や疾病を予防しコントロールする方法に関する教育をプライマリ・ヘルスケアの最も重要なことと位置づけている.住民のニーズに基づく方策をもとに,地域資源の有効活用と住民の参加と関係する組織などとの協調・連携を図り,対象者が主体的かつ自主的に実施していくことが可能になるように支援することを必要としている.

b　公衆栄養活動と組織・人材育成

　心身の健全な発育・発達,健康の保持増進などを営むためには,栄養・食生活のさまざまな問題を把握し,地域・職域や保健・医療・福祉・介護分野,教育分野,農業生産・食品産業・流通分野といった多岐多様にわたる活動が必要である.このため,関係省庁では栄養・食生活のさまざまな問題について法律の目的に照らし合わせ,行政評価を明確にできる目標や方針,具体的なガイドラインなどを策定し,公衆栄養プログラムにより解決する取り組みを行っている.

B　公衆栄養関連法規

a　地域保健法（参考資料3）

　1947(昭和22)年に制定された保健所法が1994(平成6)年に改正され,地域保健法として公布された.この法律は,地域住民の健康の保持および増進を目的として,国および地方公共団体(保健所,市町保健センター(特別区含む))が講ずる施策について,高度化する保健,衛生,生活環境などに関する需要に適確に対応することができるように,地域の特性および社会福祉などの関連施策との有機的な連携に配慮しつつ,総合的に推進されることとしている.

1)　地域保健対策の推進に関する基本指針の策定(第4条)

　第4条において,「厚生労働大臣は,地域保健対策の円滑な実施及び総合的な推進を図るため,地域保健対策の推進に関する基本的な指針(以下「基本指針」という.)を定めなければならない.」とされている.

2) 保健所の設置と事業内容（第5〜17条）

　第5条において，保健所は都道府県，指定都市，中核市その他の政令で定める市または特別区に設置することとされている．また，第6，7条では保健所の事業の内容として14項目を掲げ，企画，調整，指導およびこれらに必要な事業を行うことと定めている．

　さらに，第7条では地域住民の健康の保持および増進を図るため，必要があるときは次に掲げる事業を行うこととされている．

　① 所管区域に係る地域保健に関する情報を収集し，整理し，および活用すること．
　② 所管区域に係る地域保健に関する調査および研究を行うこと．
　③ 歯科疾患その他厚生労働大臣の指定する疾病の治療を行うこと．
　④ 試験および検査を行い，ならびに医師，歯科医師，薬剤師その他の者に試験および検査に関する施設を利用させること．

3) 職員設置規定

　地域保健法施行令第5条において，「保健所には，医師，歯科医師，薬剤師，獣医師，保健師，助産師，看護師，診療放射線技師，臨床検査技師，管理栄養士，栄養士，歯科衛生士，統計技術者その他保健所の業務を行うために必要な者のうち，当該保健所を設置する法第5条第1項に規定する地方公共団体の長が必要と認める職員を置く」ものとされている．

4) 市町村保健センターの設置と事業内容（第18〜20条）

　第18条において，「市町村は，市町村保健センターを設置することができる」ことが示され，その目的は，「住民に対し，健康相談，保健指導及び健康診査その他地域保健に関し必要な事業を行うこと」としている．設置については，「身近で利用頻度の高い保健サービスが市町村において一元的に提供されることを踏まえ，適切に市町村保健センター等の保健活動の拠点を整備すること」とされる努力規定となっている．事業内容は，健康相談，保健指導および健康診査などの地域保健に関する計画を策定することなどにより，市町村保健センターなどにおいて住民のニーズに応じた計画的な事業の実施を図る．また，運営にあたっては，保健，医療，福祉の連携を図るため，老人介護支援センターをはじめとする社会福祉施設などとの連携および協力体制の確立，市町村保健センターなどにおける総合相談窓口の設置，在宅福祉サービスを担う施設との複合的整備，保健師とホームヘルパーに共通の活動拠点として運営するなど，保健と福祉の総合的な機能を備えることとしている．なお，職員設置規定はなく，地域の実情に見合った職種として保健師や管理栄養士・栄養士が配置されている．

b　健康増進法（参考資料2）

　政府・与党において策定（2001（平成13）年）された「医療制度改革大綱」のなかで，「健康寿命の延伸，生活の質の向上を実現するための健康づくりや疾病予防を積極的に推進するため，早急に法的基盤を含め環境整備を進める」との指摘がなされた．これを受けて，「健康日本21」を中核とする国民健康づくり・疾病予防をさらに積極的に推進する法的整備を進め，翌年「健康増進法」を「医療制度改革」の一環として制定（2002年）した．これにより，栄養改善法（1952（昭和27）年）が廃止され，健康増進法に引き継がれた．

1) 健康増進法の概要

＜第1章　総則＞
(1) 目的：国民の健康の増進の総合的な推進に関し基本的な事項を定めるとともに，国民の健康の増進を図るための措置を講じ，国民保健の向上を図ること．
(2) 責務：国民，国と地方公共団体，および健康増進事業実施者（保険者，事業者，市町村，

B 公衆栄養関連法規

　学校など）は，健康の増進に努めること．
（3）国，地方公共団体，健康増進事業実施者，医療機関その他の関係者は連携および協力すること．

＜第2章　基本方針等（「健康日本21」の法制化）＞
（1）基本方針：国民の健康の増進の総合的な推進を図るための基本方針を厚生労働大臣が策定すること
（2）都道府県健康増進計画および市町村健康増進計画の策定
（3）健康診査の実施などに関する指針の策定

＜第3章　国民健康・栄養調査等＞
（1）国民健康・栄養調査を実施
（2）生活習慣病の発生状況の把握：国および地方公共団体は，生活習慣とがん，循環器病その他の生活習慣病との相関関係を明らかにするため，生活習慣病の発生状況の把握に努める．

＜第4章　保健指導等＞
（1）市町村：栄養改善その他の生活習慣の改善に関する事項についての相談・保健指導．
（2）都道府県等：特に専門的な知識・技術を必要とする栄養指導等の保健指導．

＜第5章　特定給食施設等＞
（1）特定給食施設における栄養管理
（2）受動喫煙の防止：学校，官公庁施設など多数の者が利用する施設を管理する者は，受動喫煙を防止するために必要な措置を講ずるよう努める．

＜第6章　特別用途表示及び栄養表示基準＞
　　　特別用途表示制度，栄養表示基準制度，食事摂取基準および誇大広告の禁止など

2）健康増進法施行規則

　健康増進法を実施するために定められた省令で，以下の特定給食施設に関することのほか，国民健康・栄養調査，食事摂取基準において厚生労働省令で定める栄養素などについて，詳細が定められている．
（1）特定給食施設（厚生労働省令により指定）：1回100食以上または1日250食以上の食事を，継続的に特定の集団に提供する施設．
（2）特別の栄養管理が必要な給食施設の指定（都道府県知事により指定）
　・医学的な管理を要する者に，継続的に1回300食以上または1日750食以上の食事を供給する特定給食施設．
　・管理栄養士による特別な栄養管理を要する者に，継続的に1回500食以上または1日1500食以上の食事を供給する上記以外の特定給食施設．
（3）特定給食施設における栄養士等：1回300食または1日750食以上の食事を供給する特定給食施設において，1人以上の管理栄養士が配置されなければならない．

c 食育基本法

　食育基本法の前文において，「食育を，生きる上での基本であって，知育，徳育及び体育の基礎となるべきものと位置付けるとともに，様々な経験を通じて「食」に関する知識と「食」を選択する力を習得し，健全な食生活を実践することができる人間を育てる食育を推進すること」と定義している．また，食育の推進にあたっては，食に関して根拠のない情報に惑わされたり，過剰反応しない賢い判断力を養うといった国民の食に関する考え方を育て，健全な食生活を実

現するとともに，食への感謝の念，都市と農村漁村の共生対流，豊かな食文化の継承，環境と調和のとれた食料の生産および消費の推進，わが国の食料自給率の向上をも視野に入れた基本理念を定めるとともに，国，地方公共団体は食育の推進を図るために，家庭，学校，地域などを中心とした国民的広がりをもつ運動として食育の推進に取り組む施策の基本事項を定めている．また，食育推進会議の設置についても定めている．そして，2011（平成23）年には「第2次食育推進基本計画」，2016（平成28）年には第3次食育推進基本計画が策定された．

1) 食育基本法の概要

(1) 目的：国民が健全な心身を培い，豊かな人間性をはぐくむ食育を推進するため，施策を総合的かつ計画的に推進することなどを目的とする．

(2) 関係者の責務
・食育の推進について，国，地方公共団体，教育関係者，農林漁業関係者，食品関連事業者，国民等の責務を定める．
・政府は，毎年，食育の推進に関して講じた施策に関し，国会に報告書を提出する．

(3) 食育推進基本計画の作成
・食育推進会議は，食育推進基本計画として4つの事項について定める（参考資料5参照）．都道府県は都道府県食育推進計画，市町村は市町村食育推進計画を作成するよう努める．

(4) 基本的施策
① 家庭における食育の推進
② 学校，保育所等における食育の推進
③ 地域における食生活の改善のための取組の推進
④ 食育推進運動の展開
⑤ 生産者と消費者との交流の促進，環境と調和のとれた農林漁業の活性化等
⑥ 食文化の継承のための活動への支援等
⑦ 食品の安全性，栄養その他の食生活に関する調査，研究，情報の提供及び国際交流の推進

(5) 食育推進会議
・内閣府に食育推進会議を置き，会長（内閣総理大臣）および委員（食育担当大臣，関係大臣，有識者）25名以内で組織する．
・条例で定めるところにより，都道府県に都道府県食育推進会議，市町村に市町村食育推進会議を置くことができる．

C わが国の管理栄養士・栄養士制度

a 栄養士法（参考資料1）

栄養士法では，栄養士の身分や免許，管理栄養士国家試験，養成施設の指定などが規定されている．

1) 栄養士・管理栄養士の定義（第1条関係）

● 栄養士とは，都道府県知事の免許を受けて，栄養士の名称を用いて栄養の指導に従事することを業とする者をいう．

● 管理栄養士とは，厚生労働大臣の免許を受けて，管理栄養士の名称を用いて，傷病者に対する療養のため必要な栄養の指導，個人の身体の状況，栄養状態等に応じた高度の専門的知識及び技術を要する健康の保持増進のための栄養の指導並びに特定多数人に対して継続的に

食事を供給する施設における利用者の身体の状況，栄養状態，利用の状況等に応じた特別の配慮を必要とする給食管理及びこれらの施設に対する栄養改善上必要な指導などを行うことを業とする者をいう．

2) 栄養士・管理栄養士の免許（第2〜4条関係）

- 栄養士の免許は，厚生労働大臣の指定した栄養士の養成施設（以下「養成施設」という．）において2年以上栄養士として必要な知識及び技能を修得した者に対して，都道府県知事が与える．
- 都道府県に栄養士名簿を備え，栄養士の免許に関する事項を登録する．
- 栄養士の免許は，都道府県知事が栄養士名簿に登録することによって行う．
- 都道府県知事は，栄養士の免許を与えたときは，栄養士免許証を交付する．
- 管理栄養士の免許は，管理栄養士国家試験に合格した者に対して，厚生労働大臣が与える．
- 厚生労働省に管理栄養士名簿を備え，管理栄養士の免許に関する事項を登録する．
- 管理栄養士の免許は，厚生労働大臣が管理栄養士名簿に登録することによって行う．
- 厚生労働大臣は，管理栄養士の免許を与えたときは，管理栄養士免許証を交付する．

3) 管理栄養士・栄養士の名称（第6条関係）

- 栄養士でなければ，栄養士又はこれに類似する名称を用いて第1条第1項に規定する業務を行ってはならない．
- 管理栄養士でなければ，管理栄養士又はこれに類似する名称を用いて第1条第2項に規定する業務を行ってはならない．

4) 主治医の指導（第5条関係）

- 管理栄養士は，傷病者に対する療養のため必要な栄養の指導を行うに当たっては，主治の医師の指導を受けなければならない．

b 管理栄養士・栄養士の社会的役割

傷病者またはそれ以外の個人や集団への栄養指導を通じて，心身の健全な発育・発達，健康の保持増進，さらには疾病予防と治療に貢献することである．また，これらの活動の科学的根拠となる情報に対する批判的な判断能力とともに，栄養に関する専門家として積極的にエビデンスを構築し，社会へ正しく発信していく力も必要とされている．

c 管理栄養士・栄養士制度の沿革

管理栄養士・栄養士制度の沿革については，**表3.1**のとおりである．

d 管理栄養士・栄養士養成制度

生活習慣病の増加などの国民の健康課題に対応した管理栄養士を養成するため，2000（平成12）年3月に，栄養士法の改正が行われ，これまで「複雑困難な栄養の指導等」とされていた管理栄養士の業務について，「傷病者に対する療養のため必要な栄養の指導」「個人の身体状況，栄養状態等に応じた高度の専門的知識及び技術を要する健康の保持増進のための栄養の指導」「特定多数人に対して継続的に食事を供給する施設における利用者の身体の状況，栄養状態，利用の状況等に応じた特別の配慮を必要とする給食管理及びこれらの施設に対する栄養改善上必要な指導等」と明文化された．

管理栄養士が保健医療サービスの担い手としてその役割を十分に発揮するためには，高度な専門的知識および技術をもった資質の高い管理栄養士の養成を行う必要がある．このため2002（平成14）年4月の法施行に向け，管理栄養士・栄養士養成施設カリキュラムおよび施設基準（**図3.1**）および管理栄養士国家試験ガイドラインが2002（平成14）年に改定され，新ガ

〈表3.1〉 管理栄養士・栄養士制度の沿革

年	内容
1945（昭和20）年	・栄養士規則において栄養士資格をはじめて制定 ・私立栄養士養成所指定規則制定：修業年限1年 ・栄養士の身分・業務がはじめて法的に規定される
1947（昭和22）年	・栄養士法公布（法律第245号） ・栄養士の定義，業務などの法制化〔栄養士資格取得は養成期間1年以上または栄養士試験合格（実務経験1年以上）〕 ・保健所法の制定（公衆栄養活動を行う栄養士を配置）
1948（昭和23）年	・保健所施行令により保健所に栄養士配置 ・医療法の制定（100床以上の病院で栄養士1人配置規定） ・乳児院，虚弱児施設，事業所附属寄宿舎等関係法による栄養士配置規定
1949（昭和24）年	・第1回栄養士国家試験実施
1950（昭和25）年	・栄養士法の一部改正により，修業年限を2年以上とし，栄養士試験受験資格として見習い経験2年以上
1952（昭和27）年	・栄養改善法の制定・栄養改善活動が法的に規定される（栄養相談，集団給食施設への指導等） ・集団給食施設の栄養士配置の努力規定化
1962（昭和37）年	・栄養士法の一部改正により，管理栄養士制度の創設と定義の法文化 ・管理栄養士養成施設より第1期卒業生を輩出（無試験による資格取得） ・栄養改善法の一部改正による集団給食施設の管理栄養士配置の努力規定化
1963（昭和38）年	・第1回管理栄養士国家試験実施
1985（昭和60）年	・栄養士法の一部改正による管理栄養士国家試験制度の創設 ・管理栄養士養成施設卒業生も受験が可能となる（ただし，試験科目免除あり） ・栄養改善法の一部改正により，都道府県知事が指定する集団給食施設の管理栄養士配置が必置義務化
2000（平成8）年	・栄養士法の一部改正により管理栄養士制度の見直し 　①管理栄養士の定義の見直し（明文化） 　②管理栄養士資格の変更（登録制→免許制） 　③管理栄養士養成施設卒業生の受験方法改正（試験科目免除廃止） 　④栄養士養成施設卒業生の受験方法改正（実務経験の延長） 　⑤医師の指導による管理栄養士の栄養指導の実施（医師の指導規定創設）

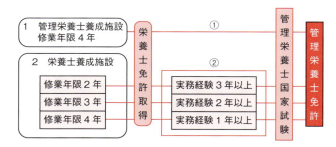

〈図3.1〉 栄養士・管理栄養士制度の概略
①管理栄養士養成施設卒業者．
②受験資格としての実務経験年数が栄養士養成施設の修業年限に応じ，1年から3年ある．

イドラインによる国家試験が2006（平成18）年（平成17年度）より開始した．その後，社会のニーズや保健・医療・福祉・教育などに関連した法・制度の改正等に速やかに対応するために，概ね4年に一度出題基準の見直しが行われ，内容の充実を図ることとなった．平成26年10月には管理栄養士国家試験出題基準（ガイドライン）改定検討会が設置され，出題基準についてまとめられた．この基準は第30回国家試験（平成28年3月）から適用される予定である．

D 国民健康・栄養調査

国民健康・栄養調査は，健康増進法第10条に基づいて厚生労働省が行う全国調査である．戦後日本の栄養・食生活および身体の状態を把握する資料として栄養施策の根本に関わっている．

a 調査の目的・沿革

戦後の貧困状態にあった1945（昭和20）年に，国民の緊急食糧対策の基礎資料を得るため，連合国軍最高司令部（GHQ）の指令を受けて東京都内で実施されたことをきっかけとして，1948（昭和23）年以降毎年実施されてきた国民栄養調査は，2003（平成15）年から健康増進法によって「国民健康・栄養調査」と名称が変更された．国民健康・栄養調査は，日本人の食事摂取基準や食生活指針の策定や評価として重要な役割を担っている（**表3.2**，**表3.3**）．

厚生労働大臣は，国民の健康増進の総合的な推進を図るための基礎資料として，国民の身体の状況，栄養摂取の状況および生活習慣の状況を明らかにするため，国民健康・栄養調査を行うものとしている．

b 調査項目・方法

1）調査対象

原則，調査年の国民生活基礎調査において設定された単位区から層化無作為抽出した300単位区内の世帯（約6,000世帯）および世帯員（調査年11月1日現在で満1歳以上の者，約18,000人）．

2）内　容（表3.3）

① 身体状況調査票
- ・身長，体重（満1歳以上）
- ・血液検査（満20歳以上）
- ・腹囲（満6歳以上）
- ・問診〈服薬状況，運動〉（満20歳以上）
- ・血圧（満20歳以上）

② 栄養摂取状況調査票（満1歳以上）
- ・1日の運動量〈歩数〉（満20歳以上）
- ・世帯員各々の食品摂取量，栄養素等摂取量，食事状況（欠食・外食など）

③ 生活習慣調査票（対象年齢は調査年によって変わり，2010（平成22）年以降は満20歳以上）
食生活，身体活動・運動，休養（睡眠），飲酒，喫煙，歯の健康などに関する生活習慣全般．重点項目として「健康日本21」における評価項目や定期的に「歯の健康」「循環器疾患」な

〈表3.2〉　調査項目の変遷

年　代	内　　容
1945（昭和20）年	GHQの指令により東京都区民6,000世帯約30,000人を対象に第1回目の国民栄養調査を開始
1948（昭和23）年	全国レベルの調査を実施（46都道府県）
1952（昭和27）年	栄養改善法に基づく調査となる
1964（昭和39）年	年1回，5月の連続する5日間の調査となる
1972（昭和47）年	年1回，11月に日曜日，祝祭日を除く平日の連続する3日間の調査となる．食生活調査の導入，皮下脂肪厚測定，血液検査，尿検査の開始
1986（昭和61）年	問診項目の導入（運動習慣，飲酒習慣，喫煙習慣，降圧薬の服用の有無）
1989（平成元）年	1日の運動量（歩数計による），血液検査の拡充
1995（平成7）年	年1回11月の平日1日調査となる．個人別の栄養摂取状況調査の導入（比例案分法による）によって，性年齢階級別に栄養摂取状況が把握された
2003（平成15）年	健康増進法に基づく国民健康・栄養調査となる

〈表3.3〉 国民健康・栄養調査の調査方法・項目の変遷

年	調査時期	調査対象	調査項目 食物・栄養素摂取状況	調査項目 身体状況	生活習慣 ほか
2003（平成15）	11月	層化無作為抽出した300単位区内の世帯および世帯員とし，調査実施世帯数は4,160世帯であった　コチニン濃度の調査実施数は，上記300単位区から無作為抽出した75単位区内の世帯の20歳以上の世帯員1,207人であった	・世帯状況 ・食事状況（1日） ・食物摂取状況（1日） （・身体状況調査項目→1日の運動量[歩行数]）	・身長・体重，腹囲（満15歳以上），血圧（満15歳以上）測定 ・問診：血圧降下薬・糖尿病の薬・不整脈の薬・コレステロール降下薬の使用の有無，運動習慣 ・血液検査：血色素量，赤血球数，白血球数，血小板数，血糖値，ヘモグロビンA1c，総コレステロール，HDL-コレステロール，トリグリセライド，総たんぱく質，フェリチン，アルブミン，コチニン ・1日の運動量（満15歳以上）	（15歳以上） 1. 食生活，身体活動・運動，休養（睡眠），飲酒，喫煙，歯の健康 **重点項目** たばこ
2004（平成16）	〃	層化無作為抽出した300単位区内の世帯および世帯員とし，調査実施世帯数は，3,421世帯であった ※新潟県中越地震により2単位区を除く	〃	・血液検査：ヘマトクリットを追加，コチニンを除外	（1歳以上） 1. 〃 **重点項目** 歯の健康，健康日本21中間評価に関すること （1〜14歳の全員） ・歯の健康
2005（平成17）	〃	調査実施世帯数は，3,608世帯であった	〃 （日常生活活動強度→身体活動レベルに変更）	〃	（3歳以上） 1. 〃 **重点項目** 「食生活」および「アルコール（飲酒）」を重点項目とした．なお，3〜14歳は「食生活」に関する項目のみとした.
2006（平成18）	〃	層化無作為抽出した300単位区内の世帯および世帯員とし，調査実施世帯数は，3,599世帯であった	〃	・腹囲：満6歳以上に変更 ・開眼片足立ち（満40歳以上）	（6歳以上） 1. 〃 **重点項目** 身体活動・運動 ・内臓脂肪症候群（メタボリックシンドローム）認知度（6〜14歳の全員） ・身体活動・運動に関する事項
2007（平成19）	〃	層化無作為抽出した300単位区内の世帯および世帯員とし，調査実施世帯数は，3,586世帯であった	〃	・開眼片足立ち（満40歳以上）を除外 ・問診：中性脂肪降下薬の使用の有無を追加 ・血液検査：LDL-コレステロール追加	（15歳以上） 1. 〃 **重点項目** ・休養・睡眠 ・糖尿病の実態
2008（平成20）	〃	層化無作為抽出した300単位区内の世帯および世帯員とし，調査実施世帯数は，3,838世帯であった	〃	〃 ・問診：貧血治療薬の使用の有無を追加 ・血液検査：クレアチニン追加	（15歳以上） 1. 〃 **重点項目** 体型，身体活動・運動，たばこ
2009	〃	層化無作為抽出した300単位区内の世帯および世帯員とし，	〃	・血液検査：ヘマトクリットを除外	（1歳以上） 1. 〃 **重点項目**

（平成 21）	調査実施世帯数は，3,788 世帯であった				「健康日本 21」における歯の健康，食生活
2010（平成 22）	〃	〃		・身長・体重は，乳幼児身体発育調査実施のため 1～5 歳を除く ・血液検査：ヘマトクリット，血清鉄，TIBC（総鉄結合能），AST（GOT），ALT（GPT），γ-GTP，尿酸を追加，フェリチンを除外	〃
2011（平成 23）	層化無作為抽出した 300 単位区内の世帯および世帯員とし，調査実施世帯数は 3,412 世帯であった ※東日本大震災のため岩手県，宮城県および福島県全域を除く	〃		〃	（20 歳以上） 1. 〃
2012（平成 24）	層化無作為抽出した 1 道府県 10 地区の計 475 地区の世帯および世帯員とし，調査実施世帯数は 12,750 世帯であった ※東日本大震災のため，調査不能な 4 地区は代替調査区を再抽出	〃	・1 日の身体活動量＜歩数＞：身体状況調査票から栄養摂取状況調査票に移行，満 20 歳以上に変更	・血圧測定：満 20 歳以上に変更 ・問診：貧血治療薬の使用の有無を除外 ・血液検査：ヘモグロビン A1c，総コレステロール，HDL-コレステロール，LDL-コレステロール（その他の項目は除外）	（20 歳以上） 1. 〃 重点項目 糖尿病有病者などの推計人数と体格および生活習慣に関する地域格差
2013（平成 25）	層化無作為抽出した 300 単位区内の世帯および世帯員とし，調査実施世帯数は 3,493 世帯であった	〃	〃	・問診：貧血治療薬の使用の有無，糖尿病治療の有無，医師などからの運動禁止の有無を追加 ・血液検査：2011（平成 23）年実施項目に復した	（20 歳以上） 1. 〃 重点項目 基準策定に関わる現状把握
2014（平成 26）	〃	実施世帯数は 3,648 世帯であった	〃	・問診：上記に加え，血圧，脈の乱れ，インスリン注射又は血糖，コレステロール，中性脂肪を下げる薬の使用の有無	（20 歳以上） 重点項目 社会経済状況と生活習慣等の状況

どの調査が実施される．

3）調査時期
① 身体状況調査：毎年 11 月（2012（平成 24）年から複数日設定可）
② 栄養摂取状況調査：毎年 11 月の特定の 1 日（日曜日および祝日は除く）
③ 生活習慣調査：栄養摂取状況調査日と同日

4）調査方法
① 身体状況調査：調査対象者を会場に集めて，調査員である医師，管理栄養士，保健師などが調査項目の計測および問診を実施する．
② 栄養摂取状況調査：調査対象者が世帯で摂取した食品を秤量記録し，比例案分法により個人単位の摂取量を推定する．調査員である管理栄養士などが調査票の説明，回収および確認を行う．
③ 生活習慣調査：留め置き法による自記式質問紙調査を実施する．

5) 調査系統

厚生労働大臣は調査を都道府県・政令市・特別区に委託するが，調査業務は保健所が国民健康・栄養調査員を通じて行う．

E 実施に関する指針，ツール

a 食生活指針

厚生省（当時）では，国民健康づくり対策事業に応じて，国民一人ひとりが食生活改善に取り組むよう，昭和60年に「健康づくりのための食生活指針」を策定し，平成2年には個々人の特性に応じた具体的な食生活の目標として，対象特性別の指針（成人病予防，成長期，女性，高齢者）を策定してきた．さらに，2000（平成12）年に文部省，厚生省（当時），農林水産省の3省が合同で新たな「食生活指針」を策定した（**図3.2**）．ここでは単に栄養素の過不足を述べるのではなく，食事を社会的，文化的な営みとして包括的にとらえ，内容はQOLの向上，健康を指向した栄養の課題への取り組み，食料生産への理解と協力，日本の食文化の継承そして食料の無駄や廃棄をなくそうという意図が含まれている．また，「食生活指針の推進について」が閣議決定され，食生活改善分野，教育分野，食品産業分野，農林漁業分野における推進とともに，食生活指針などの普及・定着にむけての国民的運動の展開について盛り込まれた．

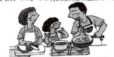

〈図3.2〉 食生活指針
（文部省，厚生省，農林水産省，2000）

E 実施に関する指針，ツール

b 食事バランスガイド

食生活指針を具体的に行動に結びつけるものとして，2005（平成17）年に厚生労働省と農林水産省の共同で「食事バランスガイド」が策定された（**図3.3**）．これは，1日に「何を」「どれだけ」食べたらよいかの目安をコマのイラストで示したものである．イラストは，上部から，十分な摂取が望まれる主食，副菜，主菜の順に並べ，牛乳・乳製品と果物については並列に表

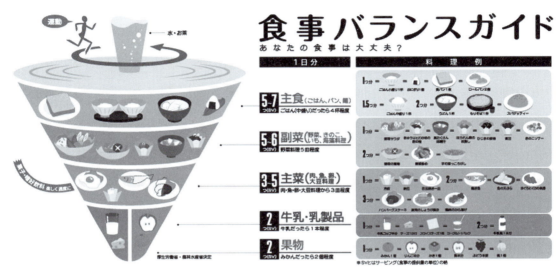

〈図3.3〉 食事バランスガイド

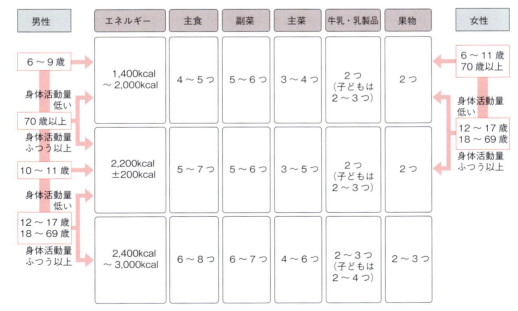

※身体活動量
「低　い」……一日中座っていることがほとんど
「ふつう以上」…「低い」に該当しない人
（さらに強い運動や労働を行っている場合は，より多くのエネルギーが必要となるので，適宜調整が必要です）
※牛乳・乳製品の子ども向けの目安は，成長期にとくに必要なカルシウムを十分にとるためにも，少し幅をもたせた目安にするのが適当です．

〈図3.4〉 「食事バランスガイド」チェックシート
（農林水産省ホームページより）

〈表 3.4〉 各料理区分における基準

区分	おもな供給源	1 SV の基準
主食	炭水化物	主材料の穀物に由来する炭水化物 約 40 g
副菜	ビタミン，ミネラル，食物繊維	主材料の野菜，きのこ，いも，豆類（大豆を除く），海藻類の重量 約 70 g（注：乾物は戻した重量で計算）
主菜	たんぱく質	主材料の魚，肉，卵，大豆・大豆製品に由来するたんぱく質 約 6 g
牛乳・乳製品	カルシウム	主材料の牛乳・乳製品に由来するカルシウム 約 100 mg
果物	ビタミン C，カリウム	主材料の果物の重量 約 100 g

（武見ゆかり，吉池信男編：「食事バランスガイド」を活用した栄養教育・食育実践マニュアル，第一出版，2011）

している．形状は，日本で古くから親しまれている「コマ」をイメージして描き，食事のバランスが悪くなると倒れてしまうということを表している．また，コマの回転が運動することを連想させるということで，回転（運動）することによってはじめて安定するということも併せて表されている．さらに，水分をコマの軸とし，食事の中で欠かせない存在であることを強調している．基本形（**図 3.3**）において想定しているエネルギー量は，身体活動量が「低い」男性および活動量が「ふつう以上」の成人女性が 1 日に食べるおおよそ 2200 ± 200 kcal であり，望ましい食事のありかたを面倒な栄養価計算をすることなしに理解できるように表現したものである．性・年齢・身体活動レベルからみた 1 日に必要なエネルギー量と摂取の目安については**図 3.4**に示すとおりである．また，各料理区分における基準は**表 3.4**に示した．食事バランスガイドでは，料理を 1 つ 2 つと「つ（SV：サービング）」という単位で数える．たとえば，主食の基準となるごはんの「1 SV」はコンビニエンスストアで販売されているおにぎり 1 個分に相当する．1 日に必要なエネルギー量から，5 つの料理グループごとに摂取の目安（つ（SV））を参考にする．食事バランスガイドでは健康な食生活の実現に向け，「主食」「主菜」「副菜」といった料理をどのくらい食べるかを示すことに重点が置かれている．そして 1 料理の提供量を標準的な量と比較することで，適切な量の提供ができることとなった．

F 国の健康増進基本方針と地方計画

日本の平均寿命は戦後，生活環境の改善や医学の進歩により急速に延び，いまや世界有数の長寿国となっている．このような人口の急速な高齢化とともに，食生活，運動習慣などを原因とする生活習慣病が増え，さらに寝たきりなどの要介護状態になってしまう人々が増加し，深刻な社会問題ともなっている．このように少子高齢化や疾病構造の変化が進むなかで，生活習慣および社会環境の改善を通じて，子どもから高齢者まですべての国民がともに支え合いながら希望や生きがいをもち，ライフステージ（乳幼児期，青壮年期，高齢期などの人の生涯における各段階をいう）に応じて健やかで心豊かに生活できる活力ある社会を実現し，その結果，社会保障制度が持続可能なものとなるよう，国民の健康の増進の総合的な推進を図るための基本的な事項を示したのが，平成 25 年度から平成 34 年度までの「**二十一世紀における第二次国民健康づくり運動（健康日本 21（第二次））**」である．

a 国の基本方針策定の目的・内容

1）基本方針

健康増進法（平成 14 年 8 月 2 日法律第 103 号）第 7 条により，国民の健康の増進の総合的な推進を図るための基本的な方針（構成）を規定している．これらから，健康の増進に関する基本的な方向として，①生活習慣の改善や社会環境の整備によって達成すべき最終的な目標を健

F 国の健康増進基本方針と地方計画

康寿命の延伸と健康格差の縮小とし，②生活習慣病の発症予防と重症化予防の徹底（NCD（非感染性疾患）の予防），すなわち，がん，循環器疾患，糖尿病，慢性閉塞性肺疾患（COPD）に対処するため一次予防・重症化予防に重点を置いた対策を推進し，国際的にも NCD 対策は重要とされるため，調和を図っている．③社会生活を営むために必要な機能を維持および向上させて，自立した日常生活を営むことを目指す．そのため，ライフステージに応じた「こころの健康」「次世代の健康」「高齢者の健康」を推進する．④時間的・精神的にゆとりある生活の確保が困難な者も含め，社会全体が相互に支え合いながら健康を支え，守るための社会環境を整備する．⑤栄養・食生活，身体活動・運動，休養，飲酒，喫煙，歯・口腔の健康に関する生活習慣の改善および社会環境の改善の5つを掲げている．

2) 目標の設定と評価

国は，国民の健康増進について全国的な目標を設定し，広く国民や健康づくりに関わる多くの関係者に対してその目標を周知している．

具体的な目標を設定するにあたっては，科学的根拠に基づき，実態の把握が可能な具体的目標を設定する．具体的目標については，おおむね10年間を目途として設定する．設定した目標のうち主要なものについては，継続的に数値の推移などを調査および分析することとされている．

目標設定後5年を目途に中間評価，目標設定後10年を目途に最終評価を実施し，目標を達成するための諸活動の成果を適切に評価し，その後の健康増進の取り組みに反映させることとしている．

3) 目標設定の考え方

健康寿命の延伸および健康格差の縮小の実現に向けて，生活習慣病の発症予防や重症化予防

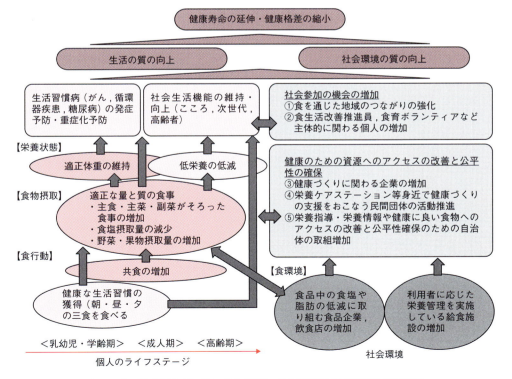

〈図 3.5〉 健康日本21（第二次）栄養・食生活分野の目標設定の概念図

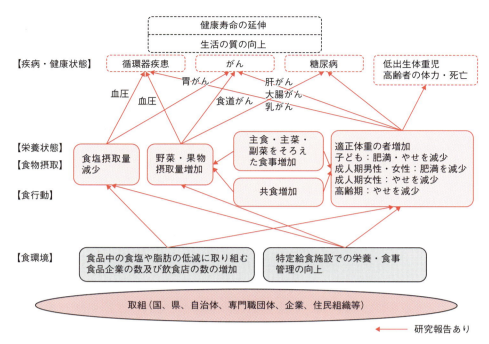

〈図3.6〉 健康日本21（第二次）栄養・食生活分野の目標の関連

を図るとともに，社会生活を営むために必要な機能の維持および向上を目指し，これらの目標達成のために，生活習慣の改善および社会環境の整備に取り組むことを以下のとおりの目標としている（**図3.5, 3.6**）．

① 健康寿命の延伸と健康格差の縮小

健康寿命の延伸および健康格差の縮小は，生活習慣の改善や社会環境の整備によってわが国において実現されるべき最終的な目標である．具体的な目標は，日常生活に制限のない期間の平均の指標に基づき設定している．また，当該目標の達成に向けて，国は生活習慣病対策の総合的な推進を図るほか，医療や介護などさまざまな分野における支援などの取り組みを進める．

② 主要な生活習慣病の発症予防と重症化予防の徹底

わが国の主要な死亡原因であるがんおよび循環器疾患への対策に加え，患者数が増加傾向にあり，かつ重大な合併症を引き起こすおそれのある糖尿病や，死亡原因として急速に増加すると予測されるCOPDへの対策は，国民の健康寿命の延伸を図るうえで重要な課題である．

がんは，予防，診断，治療などを総合的に推進する観点から，年齢調整死亡率の減少とともに，とくに早期発見を促すために，がん検診の受診率の向上を目標とする．

循環器疾患は，脳血管疾患および虚血性心疾患の発症の危険因子となる高血圧の改善ならびに脂質異常症の減少と，これらの疾患による死亡率の減少などを目標とする．

糖尿病は，その発症予防により有病者の増加の抑制を図るとともに，重症化を予防するために，血糖値の適正な管理，治療中断者の減少および合併症の減少などを目標とする．

COPDは，喫煙が最大の発症要因であるため禁煙により予防可能であるとともに，早期発見が重要であることから，これらについての認知度の向上を目標とする．

③ 社会生活を営むために必要な機能の維持および向上

少子高齢化が進むなかで，健康寿命の延伸を実現するには，生活習慣病の予防とともに，社会生活を営むための機能を高齢になっても可能な限り維持することが重要である．

社会生活を営むために必要な機能を維持するために，身体の健康とともに重要なものが，こころの健康である．その健全な維持は個人の生活の質を大きく左右するものであり，自殺などの社会的損失を防止するため，すべての世代の健やかな心を支える社会づくりを目指し，自殺者の減少，重い抑うつや不安の低減，職場の支援環境の充実および子どもの心身の問題への対応の充実を目標とする．

また，将来を担う次世代の健康を支えるため妊婦や子どもの健康増進が重要であり，子どものころからの健全な生活習慣の獲得および適正体重の子どもの増加を目標とする．

さらに，高齢化に伴う機能の低下を遅らせるためには，高齢者の健康に焦点を当てた取り組みを強化する必要があり，介護保険サービス利用者の増加の抑制，認知機能低下およびロコモティブシンドローム（運動器症候群）の予防とともに，良好な栄養状態の維持，身体活動量の増加および就業などの社会参加の促進を目標とする．

④ **健康を支え，守るための社会環境の整備**

健康を支え，守るための社会環境が整備されるためには，国民，企業，民間団体などの多様な主体が自発的に健康づくりに取り組むことが重要である．居住地域での助け合いといった地域のつながりの強化とともに，健康づくりを目的とした活動に主体的に関わる国民の割合の増加，健康づくりに関する活動に取り組み，自発的に情報発信を行う企業数の増加ならびに身近で専門的な支援および相談が受けられる民間団体の活動拠点の増加について設定するとともに，健康格差の縮小に向け，地域で課題となる健康格差の実態を把握し，対策に取り組む地方公共団体の増加について設定する．

⑤ **栄養・食生活，身体活動・運動，休養，飲酒，喫煙および歯・口腔の健康に関する生活習慣および社会環境の改善（表3.5）**

栄養・食生活，身体活動・運動，休養，飲酒，喫煙および歯・口腔の健康に関する目標は，それぞれ次の考え方に基づき，構成されている．

● 栄養・食生活：　栄養・食生活は，生活習慣病の予防のほか，社会生活機能の維持および向上ならびに生活の質の向上の観点から重要である．目標は，次世代の健康や高齢者の健康に関する目標を含め，ライフステージの重点課題となる適正体重の維持や適切な食事などに関するものに加え，社会環境の整備を促すため食品中の食塩含有量などの低減，特定給食施設（特定かつ多数の者に対して継続的に食事を供給する施設をいう）での栄養・食事管理について定めている．

● 身体活動・運動：　身体活動・運動は，生活習慣病の予防のほか，社会生活機能の維持および向上ならびに生活の質の向上の観点から重要である．目標は，次世代の健康や高齢者の健康に関する目標を含め，運動習慣の定着や身体活動量の増加に関する目標とともに，身体活動や運動に取り組みやすい環境整備についても定めている．

● 休養：　休養は，生活の質に係る重要な要素であり，日常的に質量ともに十分な睡眠をとり，余暇などで体や心を養うことは，心身の健康の観点から重要である．目標は，十分な睡眠による休養の確保および週労働時間60時間以上の雇用者の割合の減少について定めている．

● 飲酒：　飲酒は，生活習慣病を始めとするさまざまな身体疾患やうつ病などの健康障害のリスク要因となりうるのみならず，未成年者の飲酒や飲酒運転事故などの社会的な問題の要因となりうる．目標は，生活習慣病の発症リスクを高める量を飲酒している者の減少，未成年者および妊娠中の者の飲酒の防止について定めている．

● 喫煙：　喫煙は，がん，循環器疾患，糖尿病，COPDといったNCDの予防可能な最大の危

〈表3.5〉 栄養・食生活，身体活動・運動，休養，飲酒，喫煙及び歯・口腔の健康に関する生活習慣および社会環境の整備に関する目標

(1) 栄養・食生活

	項目		現状（H22年）	目標（H34年）	備考
1	適正体重を維持している者の増加（肥満BMI 25以上・やせBMI 18.5未満の減少）	20～60歳代男性の肥満者割合	31.2%	28.0%	厚生労働省「国民健康・栄養調査」
		40～60歳代女性の肥満者割合	22.2%	19.0%	
		20歳代女性のやせの者の割合	29.0%	20.0%	
2	適切な量と質の食事をとる者の増加				
	ア 主食・主菜・副菜を組み合わせた食事が1日2回以上の日がほぼ毎日の者の割合		68.1%（H23年）	80.0%	内閣府「食育の現状と意識に関する調査」
	イ 食塩摂取量の減少		10.6 g	8 g	厚生労働省「国民健康・栄養調査」
	ウ 野菜と果物の摂取量の増加	野菜摂取量の平均値	282 g	350 g	厚生労働省「国民健康・栄養調査」
		果物摂取量100 g未満の者の割合	61.4%	30.0%	
3	共食の増加（食事を1人で食べる子どもの割合の減少）	朝食 小学生	15.3%	減少傾向へ	（独）日本スポーツ振興センター「児童生徒の食生活等実態調査」
		朝食 中学生	33.7%		
		夕食 小学生	2.2%		
		夕食 中学生	6.0%		
4	食品中の食塩や脂肪の低減に取り組む食品企業および飲食店の登録数の増加	食品企業登録数	14社（H24年）	100社	食品中の食塩や脂肪の低減に取り組み，Smart Life Projectに登録のあった企業数
		飲食店	17,284店舗	30,000店舗	自治体からの報告（エネルギーや塩分控えめ，野菜たっぷり・食物繊維たっぷりといったヘルシーメニューの提供に取り組む店舗数
5	利用者に応じた食事の計画，調理および栄養の評価改善を実施している特定給食施設の割合の増加	参考値：管理栄養士・栄養士を配置している施設の割合	70.5%	80.0%	厚生労働省「衛生行政報告例」

(2) 身体活動・運動

	項目			現状（H22年）	目標（H34年）	備考
1	日常生活における歩数の増加	20～64歳	男性	7,841歩	9,000歩	厚生労働省「国民健康・栄養調査」
			女性	6,883歩	8,500歩	
		65歳以上	男性	5,628歩	7,000歩	
			女性	4,584歩	6,000歩	
2	運動習慣者の割合の増加	20～64歳	男性	26.3%	36%	厚生労働省「国民健康・栄養調査」
			女性	22.9%	33%	
		65歳以上	男性	47.6%	58%	
			女性	37.6%	48%	
3	住民が運動しやすい街づくり・環境整備に取り組む自治体数の増加			17都道府県	47都道府県	厚生労働省健康局がん対策・健康増進課による把握

(3) 休養

	項目	現状（H22年）	目標（H34年）	備考
1	睡眠による休養を十分とれていない者の割合の減少	18.4%（H21）	15%	厚生労働省「国民健康・栄養調査」（20歳以上）
2	過労働時間60時間以上の雇用者の割合の減少	9.3%（H23）	5.0%（H32）	総務省「労働力調査」

F　国の健康増進基本方針と地方計画

(4) 飲酒

	項目			現状（H22年）	目標（H34年）	備考
1	生活習慣病のリスクを高める量を飲酒している者（1日当たりの純アルコール摂取量が男性40g以上，女性20g以上の者）の割合の減少	男子		16.4%	14%	厚生労働省「国民健康・栄養調査」
		女子		7.4%	6.3%	
2	未成年者の飲酒をなくす	中学3年生	男子	10.5%	0%	厚生労働科学研究費による研究班の調査（調査前30日間に1回でも飲酒した者の割合）
			女子	11.7%	0%	
		高校3年生	男子	21.7%	0%	
			女子	19.9%	0%	
3	妊娠中の飲酒をなくす			8.7%	0%（H26）	厚生労働省「乳幼児身体発育調査」

(5) 喫煙

	項目			現状（H22年）	目標（H34年）	備考
1	成人の喫煙率の減少（喫煙をやめたい者がやめる）			19.5%	12%	厚生労働省「国民健康・栄養調査」
2	未成年者の喫煙をなくす	中学1年生	男子	1.6%	0%	厚生労働科学研究費補助金による研究班の調査
			女子	0.9%	0%	
		高校3年生	男子	8.6%	0%	
			女子	3.8%	0%	
3	妊娠中の喫煙をなくす			5.0%	0%（H26）	厚生労働省「乳幼児身体発育調査」
4	受動喫煙（家庭・職場・飲食店・行政機関・医療機関）の機会を有する者の割合の減少	行政機関		16.9%（H20）	0%	厚生労働省「職場における受動喫煙防止対策に係る調査」（職場については，受動喫煙防止対策（全面禁煙又は空間分煙）を講じている職場の割合）厚生労働省「国民健康・栄養調査」
		医療機関		13.3%（H20）	0%	
		職場		64%（H23）	受動喫煙のない職場の実現（H32）	
		家庭		10.7%	3%	
		飲食店		50.1%	15%	

(6) 歯・口腔の健康

	項目		現状（H22年）	目標（H34年）	備考
1	口腔機能の維持・向上（60歳代における咀嚼良好者の増加）		73.4%（H21）	80%	厚生労働省「国民健康・栄養調査」
2	歯の喪失防止				
	ア	80歳で20歯以上の自分の歯を有する者の割合の増加	25.0%（H17）	50%	厚生労働省「歯科疾患実態調査」
	イ	60歳で24歯以上の自分の歯を有する者の割合の増加	60.2%（H17）	70%	
	ウ	40歳で喪失歯のない者の割合の増加	54.1%（H17）	75%	
3	歯周病を有する者の割合の減少				
	ア	20歳代における歯肉に炎症所見を有する者の割合の減少	31.7%（H21）	25%	厚生労働省「国民健康・栄養調査」等
	イ	40歳代における進行した歯肉炎を有する者の割合の減少	37.3%（H17）	25%	厚生労働省「歯科疾患実態調査」
	ウ	60歳代における進行した歯肉炎を有する者の割合「歯科疾患実態調査」の減少	54.7%（H17）	45%	
4	乳幼児・学齢期のう蝕のない者の増加				
	ア	3歳児でう蝕がない者の割合が80%以上である都道府県の増加	6都道府県（H21）	23都道府県	厚生労働省実施状況調べ（3歳児歯科健康調査）
	イ	12歳児の1人平均う歯数が1.0歯未満である都道府県の増加	7都道府県（H23）	28都道府県	文部科学省「学校保健統計調査」
	ウ	過去1年間に歯科検診を受診した者の割合の増加（20歳以上）	34.1%（H21）	65%	厚生労働省「国民健康・栄養調査」

険因子であるほか，低出生体重児の増加の1つの要因であり，受動喫煙もさまざまな疾病の原因となるため，喫煙による健康被害を回避することが重要である．目標は，成人の喫煙，未成年者の喫煙，妊娠中の喫煙および受動喫煙の割合の低下について定めている．

当該目標の達成に向けて，国は，受動喫煙防止対策，禁煙希望者に対する禁煙支援を行う．

● 歯・口腔の健康： 歯・口腔の健康は摂食と構音を良好に保つために重要であり，生活の質の向上にも大きく寄与する．目標は，健全な口腔機能を生涯にわたり維持することができるよう，疾病予防の観点から，歯周病予防，う蝕予防および歯の喪失防止に加え口腔機能の維持および向上などについて設定．

b 基本方針の推進と地方健康増進計画

健康日本21（第2次）の推進では，地方自治体がそれぞれの健康増進計画を策定し，住民の健康増進を推進していくことが求められている．都道府県は健康増進法第8条の規定に基づき，国の基本方針を勘案して，当該都道府県の住民の健康の増進の推進に関する施策についての基本的な計画として「都道府県健康増進計画」を定めている．地域の実情を踏まえ，地域住民にわかりやすい目標を設定している．市町村には，国や都道府県の基本方針を勘案して具体的な各種の施策，事業，基盤整備などに関する目標に重点を置いて設定するよう努めること，としている．

また，従来の公的組織による計画推進にとどまらず，企業を通した取り組みも推進されている．「スマート・ライフ・プロジェクト」（第6章参照）は企業・団体を通した取り組みとして，厚生労働省が推進している．

1) 基本方針の推進

栄養・食生活については，健康及び生活の質の向上のために①「栄養状態」をより良くするための「栄養素（食物）摂取」，②適切な栄養素（食物）摂取のための「行動変容」，③個人の行動変容を支援するための「環境づくり」の大きく3段階で設定が行われた．今回の健康日本21（第2次）では，生活の質の向上とともに，社会環境の質の向上のために，食生活，食環境の双方の改善を推進する．具体的には野菜や果物の摂取量の増加，食事内容の指標として「主食・主菜・副菜」の組み合わせや食環境づくりの観点からは，「食事バランスガイド」や栄養バランスのとれた食事の普及が様々な食事の提供場面で一層の工夫や広がりをもって展開されるよう食事の目安を提示した，日本人の長寿を支える「健康な食事」（平成26年10月）がある．

2) 都道府県健康増進計画および市町村健康増進計画の策定について

都道府県健康増進計画および市町村健康増進計画の策定にあたっては，地方公共団体は人口動態，医療・介護に関する統計，特定健康診査データなどの地域住民の健康に関する各種指標を活用しつつ，地域の社会資源などの実情を踏まえ独自に重要な課題を選択し，その到達すべき目標を設定し，定期的に評価および改定を実施することが必要である．

都道府県においては国が設定した全国的な健康増進の目標を勘案しつつ，その代表的なものについて地域の実情を踏まえ，地域住民にわかりやすい目標を設定とともに，都道府県の区域内の市町村（特別区を含む．）ごとの健康状態や生活習慣の状況の差の把握に努めるものとする．

市町村においては国や都道府県が設定した目標を勘案しつつ，具体的な各種の施策，事業，基盤整備などに関する目標に重点を置いて設定するよう努めるものとする．

c 食育推進基本計画策定の目的・内容

1) 食育推進の背景

経済発展に伴う生活水準の向上，ライフスタイルの欧米化，食事に対する優先順位の低下な

どの環境や価値観の変化が食生活にも影響を与えることとなり，現在ではさまざまな問題が指摘されている．そのおもなものとしては，栄養の偏り，食の外部化，不規則な食事，肥満の増加と過度の痩身志向，生活習慣病の増大，食品の安全性・信頼性問題，食料自給率の低下，食品の浪費，伝統型食文化の喪失といった諸点があげられる．

このような問題点をもつ今日の食生活に対し，諸問題を解決し健全な食生活を実現するため，栄養，生活，文化，環境，生産，消費といった多様な食生活の問題点を全体として改善していく方策が喫緊の課題と認識されるに至り，さまざまな経験を通じて食に関する知識と食を選択する力を習得し，健全な食生活を実践すること，すなわち「食育」を推進することとなった（2章C，D参照）．

2）食育推進基本計画

食育基本法（平成17年6月17日法律第63号）第16条食育推進会議は，食育の推進に関する施策の総合的かつ計画的な推進を図るため，食育推進基本計画を作成するものと規定している．食育推進基本計画の目標値は，食育の基本理念（食育基本法［以下「法」という］第2条～第8条）に則り食育を国民運動として推進するために，国や地方公共団体をはじめ多くの関係者の理解のもと，共通の目標を掲げ，その達成を目指して協力して取り組むことができるより効果的で実効性のある施策を展開していくうえで，その成果や達成度を客観的な指標により把握できるものとして，「食育推進基本計画」（法第16条～第18条）に則り設定した．

① 第2次食育推進基本計画の目標値と現状（表3.5）

食をめぐる諸課題への対応は，生活習慣の乱れから来る糖尿病などの生活習慣病有病者の増加，子どもの朝食欠食，家族とのコミュニケーションなしに1人で食事をとるいわゆる「孤食」が依然として見受けられるなど，必要性が増していた．

食をめぐる諸課題の解決には，単なる周知にとどまらず，「食料の生産から消費などに至るまでの食に関するさまざまな体験活動を行うとともに，自ら食育の推進のための活動を実践することにより，食に関する理解を深めること」（食育基本法第6条）を旨として，生涯にわたって間断なく食育を推進する「生涯食育社会」の構築を目指し，3つの重点課題を要し，推進していくこととされた．

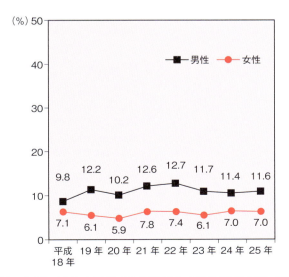

〈図3.7〉「糖尿病が強く疑われる者（20歳以上）」の割合の年次推移（年齢調整済）
（資料：平成25年「国民健康・栄養調査結果の概要」より）

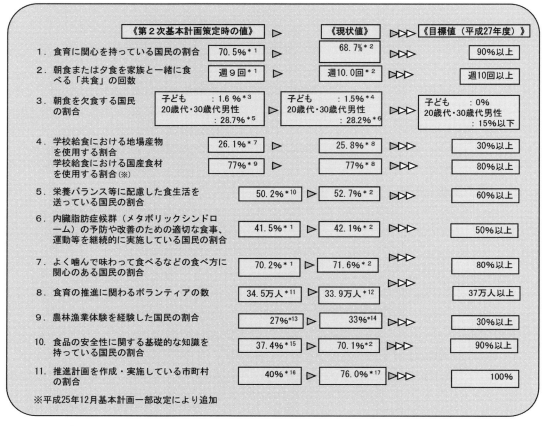

*1 平成22年度「食育の現状と意識に関する調査」(内閣府)
*2 平成26年度「食育に関する意識調査」(内閣府)
*3 平成19年度「児童生徒の食生活等実態調査」((独)日本スポーツ振興センター)
*4 平成22年度「児童生徒の食事状況等調査」((独)日本スポーツ振興センター)
*5 平成20年「国民健康・栄養調査」(厚生労働省)
*6 平成25年「国民健康・栄養調査」(厚生労働省)
*7 平成21年度(文部科学省学校健康教育課調べ)
*8 平成26年度(文部科学省学校健康教育課調べ)
*9 平成25年度(文部科学省学校健康教育課調べ)
*10 平成21年度「食育の現状と意識に関する調査」(内閣府)
*11 平成21年度(内閣府食育推進室調べほか)
*12 平成25年度(内閣府食育推進室調べほか)
*13 平成22年度「「食事バランスガイド」認知及び参考度に関する全国調査」(農林水産省)
*14 平成26年度「食生活及び農林漁業体験に関する調査」(農林水産省)
*15 平成22年度「食品安全確保総合調査」(食品安全委員会)
*16 平成22年度(内閣府食育推進室調べ)
*17 平成26年度(内閣府食育推進室調べ)

〈図3.8〉 第2次食育推進基本計画における食育の推進にあたっての目標値と現状値(平成27年3月)

　一人ひとりの国民が自ら食育に関する取り組みが実践できるように,子どもから成人,高齢者に至るまで,ライフステージに応じた①**間断ない食育の推進**をするために情報提供するなど,適切な施策の推進を図ることとされた.

　生活習慣病が死因の約6割を占め,国民医療費も約3割と,その予防および改善は国民的課題である.とりわけ「糖尿病が強く疑われる者の割合」は(図3.7),依然として減じず深刻な状況にある.生活習慣病予防には食生活の改善はきわめて重要であることから,②**生活習慣病の予防及び改善につながる食育の推進**を国はもとより,地方公共団体,関係機関・団体が連携

の推進を図ることとされた．

　子どものうちに健全な食生活を確立するためには，日常生活の基盤である家庭において，子どもへの食育の取り組みを確実に推進していくことが重要である．

　とりわけ，家族が食卓を囲んでともに食事をとりながらコミュニケーションを図る「共食」（**図3.8**）は食育の原点であり，食の楽しさを実感，食事のマナーおよび挨拶習慣など食や生活に関する基礎の習得ができる子どもへの食育を推進していく大切な時間と場であると考えられることから，③**家族との共食の推進**を可能な限りの推進を図ることとされた．平成28年に第3次食育基本計画が公表された（参考資料4）．

d　食育の推進と地方食育推進計画

1）食育推進の現状と課題

　食育を国民運動として推進していくためには，国，地方公共団体による取組みとともに，学校，保育所，農林漁業者，食品関連事業者，ボランティアなどのさまざまな立場の関係者による地域の特性を生かした多様な活動の展開と相互の緊密な連携協力がきわめて重要であり，個々人が食育を実践していくための要となる．

2）地方食育推進計画

　計画は，地域における「食」の現状を分析した結果，課題を明確にし，食育推進の基本的方向を明らかにする．この段階で，"なんのため"に食育を推進するのか，そのねらいや目標を考える．その際，改善すべき課題だけにとらわれず，食に関わる地域資源や地域のよさをはぐくみ，伸ばしていくという視点も考慮することで，市町村では，食育推進の目指す姿として，まちづくりの視点で目指すまちの姿が描かれている「小浜市食育推進計画」や「出雲市食育のまちづくり推進計画」といった条例化されたものと，人づくりの視点で次代を担う子どもの姿が描かれている「港区食育目標〈食を通じて，コミュニケーション（人ととのかかわり）を楽しめる子供を育てる〉」，「水俣・芦北地域子供の食育推進計画〈ふるさとを愛し，誇りに思う子ども，自然に親しみ思いやりのある子どもに育つこと〉」などがある．

G　諸外国の健康・栄養政策

a　公衆栄養活動に関係する国際的な栄養行政組織

1）国際連合機構（UN：United Nations）

　第2次世界大戦終結後のサンフランシスコ会議で国連憲章の起草により設立された．

　本部はニューヨーク・アメリカに所在する．国連の役割は，国際平和と安全の維持，諸国間の友好関係の発展，さまざまな課題（経済，社会，文化，人権，人道的問題など）の解決にむけて国際協力の達成を目的とする唯一の普遍的，包括的な国際機関である．加盟国は発足時51か国から，2016年現在193か国（日本：1956（昭和31）年に加盟）となっている．

　近年の具体的施策は以下の通りである．

　①**国連ミレニアム開発目標**（Millennium Development Goals；MDGs）：2000（平成12）年，国連ミレニアム・サミットがニューヨークで開催され，当時189加盟国代表が国連ミレニアム宣言を採択した．1990年を基準年として達成すべき8つの目標を掲げている（**表3.6**）．2015年の最終評価としてMDGsの取り組みが有効であったことが報告され，各目標の達成状況を「国連ミレニアム開発目標2015」として国際連合広報センターのホームページにおいて報告書が掲載されている（**表3.7**）．

⟨表 3.6⟩　国連ミレニアム開発目標（8 つの目標）

目標 1：極度の貧困と飢餓の撲滅
目標 2：普遍的初等教育の達成
目標 3：ジェンダーの平等の推進と女性の地位向上
目標 4：乳幼児死亡率の削減
目標 5：妊産婦の健康の改善
目標 6：HIV/エイズ，マラリアその他の疾病の蔓延防止
目標 7：環境の持続可能性の確保
目標 8：開発のためのグローバルパートナーシップの推進

⟨表 3.7⟩　国連ミレニアム開発目標（MDGs）報告 2015

目標とターゲット	アフリカ		アジア					ラテンアメリカおよびカリブ湾	カフカスおよび中央アジア
	北	サブサハラ	東	東南	南	西	オセアニア		
目標 1：貧困と飢餓の撲滅									
極度の貧困を半減	軽度の貧困	非常に重度の貧困	軽度の貧困	中度の貧困	重度の貧困	軽度の貧困	—	軽度の貧困	軽度の貧困
生産的かつ妥当な雇用	大規模な不足	非常に大規模な不足	中規模な不足	大規模な不足	大規模な不足	大規模な不足	非常に大規模な不足	中規模な不足	小規模な不足
飢餓を半減	軽度の飢餓	重度の飢餓	中度の飢餓	中度の飢餓	重度の飢餓	中度の飢餓	中度の飢餓	中度の飢餓	中度の飢餓
目標 2：普遍初等教育の実現									
普遍初等教育普及	高い入学率	中度の入学率	高い入学率	高い入学率	高い入学率	高い入学率	高い入学率	高い入学率	高い入学率
目標 3：ジェンダー間の平等および女性の地位向上									
女児の小学校入学における平等性	同等に近い	同等に近い	同等	同等	同等	同等に近い	同等に近い	同等	同等
女性の就業率における割合	低い割合	中程度の割合	高い割合	中程度の割合	低い割合	低い割合	中程度の割合	高い割合	高い割合

（http://www.unic.or.jp/news_press/features_backgrounders/15009）

　② **MDGs から「ポスト 2015 開発アジェンダ」への移行について：**　2015 年の MDGs 最終評価を通して，目標の達成のためには指標評価のための数値目標を具体化することが有効であり，ポスト開発アジェンダの移行にもデータ整備が必要不可欠であることが明らかとなった．新しい開発アジェンダでは今後の 15 年を見据え，貧困を撲滅し，「だれひとり置き去りにすることなく，すべての人々の尊厳が確保されるような世界を実現する」という新たな目標を掲げている．この実現のために，「持続可能な発展のため，質のよい，迅速に入手できるデータが，ポスト 2015 年開発アジェンダには求められている」．この実現のためのデータ整備には強い政治的な公約，協力体制，多くの財源が求められている．日本は現状，おもに経済的支援の役割を担っているが，今後，国際社会のなかの役割を考えていく必要がある．

2）　国際連合食糧農業機関（FAO：Food and Agriculture Organization of the United Nations）

　FAO は 1945 年に設立し，本部はローマ・イタリアに所在する．FAO の目的は「栄養と生活水準の向上，農業の生産性の向上，農村の改善」であり，すべての人々に対して，健全な生活を送るために十分な食料への継続的な入手を質・量ともに確保し，食料安全保障を達成することを目的とする．

　農村の開発・栄養の改善と食料の確保により，飢餓および貧困の対策を行う．おもな取り組みは，① 世界の食料安全保障状況についての監視・評価・協議，② 世界的な飢餓人口の割合の半減（MDGs：ミレニアム開発目標），③ 食料需給表の統一的方法の手引きの作成．などがあげられる．

3) 国連児童基金（UNICEF：United Nations Children's Fund）

1946年，国連国際児童緊急基金（UNICEF：United Nations International Children's Emergency Fund）として発足．1953年に国連児童基金に改名．略称は初期のまま「UNICEF」である．

ニューヨーク・アメリカに本部があり，世界中の子どもたちの命と健康を守るための国連下の組織である．

4) 世界保健機関（WHO：World Health Organization）

1948年に設立され，本部をジュネーブ・スイスにおく．「すべての人々が，可能な限り最善の健康水準に達すること」を目的とし，地球上のさまざまな伝染病対策，保健衛生統計，保健医療に関する国際基準の設定（国際疾病分類ICDを含む），研究開発などを扱う．加盟国は194（2015年現在）（日本：1951（昭和26）年加盟）である．運営はWHO総会，執行理事会，本部事務局により実施され，6つの地域事務局を設置（日本：西太平洋地域所属）している．おもな取り組みとして，① 感染症対策，② 非感染症対策，③ 世界保健デーなどがあげられる．

① 感染症（communicable diseases：CD）対策： 開発途上国における感染症（コレラ，マラリア，結核，SARS，エイズなど）の対策を行っている．また，子どもへの予防接種（ジフテリア，百日咳，破傷風，麻疹，ポリオ，結核など）を推進している．2014年，感染力が大変強く致死率の高い「エボラ出血熱」がアウトブレークし，西アフリカを中心に世界的に深刻な状況となったことは記憶に新しい．

② 非感染症（non-communicable diseases：NCD）対策： WHOは2004年に「食事・運動・健康に関する国際戦略（Global Strategy on Diet Physical Activity and Health：DPAS）」を採択している．DPASのおもな4つの目的は以下の通り．

- 不健康な食事や身体活動量の低下によるNCDのリスク対策として，公衆衛生活動を通して健康増進・疾病予防対策を実施すること．
- 人々が食事や運動を通して健康増進・疾病予防へつながることを認知し，理解できるようにすること．
- 国やコミュニティなどさまざまなレベルにおいて，持続可能で包括的な食事改善および身体活動向上のための政策を策定し，計画を立案すること．
- 食事と運動の研究を奨励し，効果についてモニターすること．

2015年6月には「Global Action Plan for the Prevention and Control of Non-communicable Diseases（NCD）2013-2020」に関するWHOの会合があった．

③ 世界保健デー： WHO創立記念日（毎年4月7日），世界各国が協調し重点的に取り組むべき国際保健医療に関する健康課題がテーマとして選定され，啓発活動が世界的に展開されている．2015年のテーマは「食の安全（Food Safety）」であり，日本では4月7日前後に厚生労働省が後援となり，全国の医療福祉生活組合連合会がまちかど健康チェックなどの保健予防活動の取り組みを実施した．

5) 国際連合世界食糧計画（WFP：World Food Programme）

設立は1961年（国連組織内のプロジェクト計画）で，ローマ・イタリアに本部をおく．すべての男性，女性，子どもが，活動的で健康的な暮らしを送るために必要な食糧を常に入手できる世界の実現を目的とする．食糧支援，栄養支援，セーフティネット構築を通じて飢餓を削減し，最も弱い立場に置かれた人々に対して長期にわたり持続可能な農業開発および農村変革のための支援を行い，飢餓や貧困の根本的原因を解決する組織の下部の計画である．飢餓のない

世界を目指し，最前線で活動する国連組織のプロジェクトを国連組織の他機関と連携して行っている．

　2014年版資料によると，82か国8000万人（うち，女性と子どもは6680万人）に食料支援が実施された．「緊急援助プログラム」では，2014年は世界的に大規模な緊急事態が多く発生し，約4200万人が緊急支援の対象となった．そのため多額な資金が必要となり，各国政府・民間からWFPが受領した資金は過去最高（53億8,000万米ドル：前年比27％増）となった．また「学校給食プログラム」では，食料支援を受けた人は1820万人となった．栄養不良の子どもたち730万人に特別な栄養支援を実施した．「母子栄養支援」では，妊婦・授乳中の母親300万人を支援，エイズ対策としての食料支援活動は，80万人となっている．そのほかには，食糧難に直面した国・地域情報などのWFPニュースを発行している（http://ja.wfp.org/news）．

6）国際連合開発計画（UNDP：United Nations Development Programme）

　1965年に設立され，ニューヨーク・アメリカに本部がある．世界の開発および開発援助を担う．とくに貧困削減，MDGs達成，危機予防・復興などの分野に重点をおき，委員会設立や国連専門機関（WHO，FAO，ILO，UNESCOなど）による共同連携活動を行っている．代表的な例を以下に示す．

① 国連システム栄養委員会（UNSCN：United Nations System Standing Committee on Nutrition）：　1977年に，国連機関の食と栄養に関する政策調整を行うために設立された組織である．

② 国際食品規格委員＝コーデックス委員会（CAC：Codex Alimentarius Commission）：　1963年に設立され，本部はローマ・イタリア（FAO本部内）にある．FAO/WHO合同で設置され，消費者の健康保護，食品の公正な貿易の確保を目的としている．食品の国際基準作成や調和のための政府間組織である．加盟国は185か国および欧州共同体の加盟国であるが，日本の加盟は1966年であった．食品規格プログラム（コーデックス食品規格基準）を策定する．

　委員会組織は，事務局と執行委員のほか，以下のように28部会で構成される．
- 一般問題会（10部会：食品添加物，汚染物質，食品表示など，食品全般など）
- 個別食品部会（12部会：油脂，生鮮果実・野菜，魚類水産製品など）
- 地域調整部会（6部会：地域的な食品の規格や管理など）

日本国内では内閣府，厚生労働省，農林水産省が連携し，策定している．近年のおもな活動は，以下のような流れで実施されている．
- 1989年：WHO・ユニセフの共同声明「母乳育児を成功させるための10か条」にて母乳育児の保護・促進・支援，新生児ケアの全世界の推進
- 1992年：WHO/FAO共同：国際栄養会議における「世界栄養宣言」の発表
　　　　　行動計画の取り組みの一つである
- 1995年：WHO/FAOの合同専門家会議（キプロス）
　　　　　食物ベースの食生活指針を提唱（食料生産の持続性を考慮）
- 1998年：「食物ベースの食生活指針：策定と活用のためのガイドライン」発表
　　　　　ライフスタイルや健康上の課題を考慮しながら，地域の食文化を生かし，一般の方の行動目標となるよう作成される．

b　諸外国の公衆栄養関連計画

1）「アルマ・アタ宣言」

　1978年にWHO・UNICEF共催の国際会議（旧ソビエト，現カザフスタン共和国アルマティ：

地名＝アルマ・アタ）にて採択された宣言．「プライマリ・ヘルスケア」および「保健医療政策」の基礎が明示された．

2）「ヘルシー・ピープル」

1979年に米国保健省が発表した．国レベルの「健康増進と疾病予防の推進のための政策ガイド．その後，「ヘルシー・ピープル」は，1980年，1990年，2000年，2010年と10年ごとに達成すべき数値目標および内容が改訂されている．現在は2010年12月に策定された10年間のプログラム「ヘルシー・ピープル2020」として更新されている．

3）ヘルスプロモーションと「オタワ憲章」

ヘルスプロモーションとは，1986年WHOがオタワ憲章で提案した「21世紀の健康戦略」のことであり，「人々が自らの健康とその決定要因をコントロールし，改善することができるようにするプロセス」と定義されている．

「すべての人々が，あらゆる生活場面において―労働・学習・余暇・愛の場―で健康を享受することのできる公正な社会の創造」を戦略目標として掲げている．

オタワ憲章：　個人の健康づくりの支援のため，「環境づくり」を重視する．3つの戦略（普及活動・能力付与・調停）と5つの活動方法（健康的な公共政策づくり，地域活動の強化，個人技術の強化，ヘルスサービスの方向転換）があげられている．

4）ヨーロッパの取り組み：「Health 2020」

2012年9月マルタ・ギリシャにてWHO欧州第62回地域委員会が開催され，53の加盟国の同意のもと，地域社会の支援活動を含む福祉・健康政策の新たな枠組みとして「Health 2020」が策定された．おもな目的は「人々の健康と福祉の大幅な改善」，「健康格差の縮小」，「公衆衛生の強化」などである．あらゆる状況下における公平公正で，継続的，質の高い，人を中心とした健康システムの保障を目指している．とくに，欧州はさまざまな国や人が混在し紛争などが起こりやすいため，国を超えた多様性を互いに認めあうことが重要となる．健康は，人，家族，コミュニティなど，あらゆるレベルで有益な資源といえる．とくに「健康」と「経済発展」の深いつながりを意識して，今後の課題である「健康格差」の克服や，持続可能な地域社会の経済発展を見据え，新たな健康政策「Health 2020」の役割を考えていく必要がある．

c　日本と諸外国の食事摂取基準

食事摂取基準は，おもに，栄養素の欠乏状態や過剰摂取の解決のため策定される．科学的根拠に基づき策定されるため，新しいエビデンスが蓄積されるたび，内容も更新・改定されていく．世界の多くの国では，独自に食事摂取基準の策定を行うことが経済的に困難な場合が多く，WHO・FAOが世界中から継続的に情報を集めて策定したものを採用している．策定の対象となる栄養素は，エネルギー，炭水化物，脂質，たんぱく質，ビタミン，ミネラルである．一方，「国」や「地域」レベルで独自に策定している．

国レベルでは，オランダ，中国，韓国などが策定している．

地域レベルでは「オーストラリア・ニュージーランド」，「米国・カナダ」，「EU諸国」，「北欧諸国」など地理的に近い国々が互いに合同・連携して食事摂取基準を策定している．

たとえば，「米国・カナダ」の食事摂取基準（DRIs：Dietary Reference Intakes）は両国の専門家および米国アカデミーズ医学研究所の食品栄養委員（FNB：Food and Nutrition Board）が合同で40以上の栄養素摂取量の基準について，性別，年齢・ライフステージを考慮し，推定エネルギー必要量，推定平均必要量，推奨量，目安量，耐容上限量などを策定している．日本では，2005年版からは「食事摂取基準」へと変更され，上述の米国やカナダの食事摂取基準の概

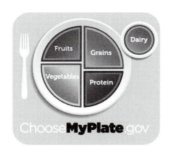

〈図3.9〉 マイ・プレート

念や確率論の考え方を取り入れた．その後5年ごとに改定が行われ，国民の健康の維持増進，生活習慣病の予防を目的とした「日本人の食事摂取基準（2015年版）」が策定されている．

d 食生活指針・フードガイド

食生活指針とは，食事や食生活の基本的方針をまとめたものである．世界各国で食生活・食文化が異なるため，「何をどれだけ食べることが健康の維持，増進のために望ましいか」をそれぞれの国民にわかりやすく示すことを目的に，各国独自の食生活指針やフードガイドが策定されている．

米国では，保健省（Department of Health and Human Service）と農務省（U.S. Department of Agriculture）によって食生活指針が1980年策定されてから5年ごとに改訂が行われており，最近では2015-2020 Dietary Guidelineが発表された．以前の指針に比べ，包括的な食事に焦点を当て健康的な食事パターンを推奨することにより，慢性非感染性疾患の予防を目指しているという特徴がある．

一方，食生活指針を適切な食生活実践に役立てるための視覚的ツールが食事ガイド（フードガイド）である．米国の食事ガイドはフードガイドピラミッド（1992年），マイピラミッド（2005年）を経て，現在はマイプレート（**図3.9**）が用いられている．

e 栄養士養成制度

栄養士の資格は，国際労働機関（ILO：International Labour Organization）により定められているが，現状は，栄養士の養成課程に関する国際的に統一された制度や基準はない．日本も諸外国も，各国・地域において栄養専門職の養成教育制度や資格・登録制度などはあるが，栄養士認定機関，資格取得のための試験制度，教育期間，実習時間などは各国で異なっている（**表3.8**），国，地域により栄養課題，健康問題，医療制度，教育制度が異なるため，統一基準は目指されるが，標準化が難しいのが現状である．ヨーロッパ統合の流れの中で，公衆栄養の分野では，WHOとEU内の複数の国・研究機関が連携して，EU内の地域栄養を支える人材の教育プログラムとして1999年から2001年にかけて「EU Basics 公衆栄養マスターコース」が提案されている．

栄養士の国際的な組織の1つに，国際栄養士連盟（ICDA：the International Confederation of Dietetic Association）がある．40か国を超え，加盟国の栄養士が国際栄養士会議（4年ごとに1度）を開催して国際交流を深め，専門職として発展するために活動している．

G 諸外国の健康・栄養政策

〈表 3.8〉 国別の栄養専門職の資格認定および教育制度

国名	資格名 認定機関 試験（要・不要） 登録（要・不要）	資格取得（受験資格）のための教育期間など	臨地実習・ インターン制度
日本	管理栄養士 厚生労働省 国家試験・要 登録制度・要	管理栄養士（国家試験）の受験資格取得には ・4年間（厚生労働省認定養成校にて必要単位取得） ・栄養士の実務経験3年以上	臨地実習あり （必修4単位）
米国	登録栄養士 栄養士会 登録試験・要	栄養士会認定教育プログラムあり ・学士号取得（4年）後インターンシップ ・インターンシップ含む大学院課程 ・インターンシップを含む学士課程	登録栄養士は 最低1,200時間 インターンシップが必修
英国	登録栄養士 医療職員審議会 国家試験・不要 登録制度	医療職員審議会認定の食事療法学学士課程で養成．学位取得が登録栄養士の条件． 学士課程：3〜4年，修士課程：2年前後 実習義務あり（3回で計28週）	インターン制度ではないが，卒業後国民保健サービス従事の場合，約2年Basic gradeとして臨床的経験を積む
フランス	栄養士 国民教育省 国家試験・不要	栄養士2年間 ・国民教育省作成のカリキュラム必要単位取得により資格取得が可能．	インターン制度はないが，実習あり 技術短大15週 中級技術者課程20週
ドイツ	栄養士 厚生省 国家試験・必要	厚生省認定養成学校での職業訓練3年間 教育プログラムは以下2点の実施． ・理論の講義と実習（3,050時間以上） ・臨床研修（1,400時間以上） 国家試験合格にて専門教育修了とみなす．	インターン制度はないが 教育プログラムのなかに1,400時間の医療機関実地訓練が含まれる
オーストラリア	栄養士 栄養士会 国家試験・不要 会員認定制度あり	栄養士会認定養成コースを修了し，かつ約1〜2年の条件付きAPD制度の参加に同意すれば栄養士会へ会員認定される． 学士課程（4年），修士課程（2年），博士号取得後（1年〜1年半）のコースがある． 大学院の場合，入学時に科学学士が必要．	インターン制度はないが，専門実務研修20週間あり （1〜2年目は条件付きAPD制度*がある）

*APD制度（Accredited Practicing Dietitians）：栄養士資格認定制度．栄養・食事の専門的アドバイスを提供できる技術と資格についての認定制度．

4 栄 養 疫 学

　栄養疫学は，実際の人口集団を対象として，疾病とその規定要因（曝露），とりわけ食事・栄養摂取との関係を明らかにするための科学である．曝露要因としての食事・栄養摂取の評価方法はさまざまにあって，それぞれの長所・短所によって目的に応じて選択されている．

A　栄養疫学の概要

a　栄養疫学の役割

　"疫学"は，実際の人口集団を対象として，疾病（健康関連の事象）の頻度と分布およびその規定要因（exposure）との関係を明らかにし，健康課題の対策に役立てるための科学である．とりわけ，"栄養"疫学は，食事・栄養摂取による健康問題に対する影響を対象分野としている．これまでに，生活習慣病（がん・脳卒中・虚血性心疾患など）を予防する，とくに食事要因についての疫学研究の結果が数多く欧米を中心に報告され，栄養改善活動に役立てられている．一方，わが国では疫学研究の発展とともにこれらの疾病の頻度，曝露の程度が欧米のそれと大きく異なることが明らかになってきた．栄養疫学は，地域のニーズに沿った健康課題の対策を樹立するための科学として，今後も重要な役割を担っていくだろう．

b　公衆栄養活動への応用

　公衆栄養学は，地域・集団の栄養改善のための社会科学である．その手段は，① より信頼性の高い科学的根拠に基づいたものでなければならず（プリシード・プロシードモデルにおける疫学アセスメント），この食-健康関連の科学的根拠を吟味するために，あるいは地域の栄養摂取の実態をアセスメントするために，② 目的に応じたさまざまな食事・栄養の曝露評価法に対する理解が必要である．さらに，③ 実践された栄養改善活動の効果を正しく評価するための方法（プリシード・プロシードモデルにおける影響・結果アセスメント）によって事業の効果を判定することも求められている（5章参照）．栄養疫学は，これらを包括して公衆栄養学をマネジメントサイクルに基づいて実践するための手段ともいえる．

コラム　「栄養疫学」：食と健康の関係を明らかにするための科学

　「栄養疫学」とは曝露評価法のみを指すこととらえがちである．理由は，食の専門家に対する，疫学研究分野における需要が，長らく曝露（食事）評価が中心だったからでないかと考えている（調査票の妥当性を検討するために食事調査を実施するなど）．もちろん，食の専門家としての武器がここにあることは間違いない．しかしながら，疫学のなかでも"栄養疫学"の中心的課題は食と健康の関連を明らかにすることにある．曝露評価の問題が食と健康の因果関係を検証する過程でどのように影響するか，さらに，より確からしい結果（食と健康の因果関係）を導くための曝露評価法についての論争や進歩は今日までも続いている．曝露評価の方法についての知識に留まらず，その意義を理解して「疫学」分野で使いこなしてくれることを期待している．なお，①および③の事項は，国家試験では社会・環境と健康の「疫学」として扱われている（はずである）．

B 曝露情報としての食事摂取量

a 食物と栄養素

疫学では，曝露要因に関する情報を測定・評価し，その有無（または大小）によって疾病発生確率が異なるかどうかを検証することにより，曝露と疾病との因果関係を明らかにすることができる．疾病発生の確率に影響を与える曝露要因をリスクファクター（危険要因・危険因子）と呼ぶ．

栄養疫学における曝露要因は，おもに①食行動，②食物・食品の摂取頻度または摂取量と③栄養素摂取量のほか，それらを反映する（可能性のある）生体試料（血液・尿中濃度など）がある．**食事記録法***などの食事調査によって曝露情報が測定される場合，食物・食品の摂取頻度と1回の摂取重量から，食物・食品摂取量が計算される．さらに栄養素摂取量を算出するには成分値表などの成分値データベースが必要となる．また，**陰膳法***のように直接栄養素摂取量を測定する方法もある（4章C参照）．

b 食事摂取量の個人内変動と個人間変動

人による食事摂取量の個人差のことを**個人間変動***（Between-person variation, Inter-individual variation）という．疫学研究では，個人ごとの食事の違いが，疾病や健康にどのように影響するかを調べることが目的であるため，曝露情報の個人間変動をとらえることが重要である．

一方，人は日によって違うものを食べて生活している．そのため食事摂取量は同一個人内でも日々変動する．これを**個人内変動***（Within-person variation, Intra-individual variation）といい，食事摂取量の場合，同一個人の日間変動（Day-to-day variation）もほぼ同義として用いられる（**図4.1**）．個人内変動には，季節変動もある．

個人内・個人間変動は栄養素・食品ごとに大きさが異なる．たとえば，レチノールのように特定の食品に多く含まれる栄養素ではいずれの変動も大きくなる．2つの変動要因を比で表すと，対象となる集団に関わらず，大部分の栄養素で個人内変動のほうが個人間変動より大きいことがわかっている．食品群の個人間・個人内変動の比を推定した国内の研究では，穀類のみ個人間変動のほうが大きいことが示された（**表4.1**）．

c 日常的な食事摂取量

食事調査は，対象者の規模と摂取期間を考慮して目的に応じた最適な方法を選択する．たと

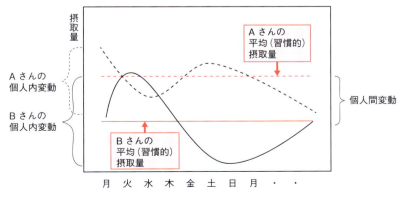

〈図4.1〉 個人間変動と個人内変動（概念図）

〈表4.1〉 食品群摂取量の総変動に対する個人内変動と個人間変動の寄与 (Ogawa et al., 1999)

食品群	個人内変動(%)	個人間変動(%)	個人内分散/個人間分散	食品群	個人内変動(%)	個人間変動(%)	個人内分散/個人間分散
男 性				女 性			
穀類	37.5	62.5	0.6	穀類	48.4	51.6	0.9
いも類	93.4	6.6	14.1	いも類	92.6	7.4	12.6
砂糖類	73.4	26.6	2.8	砂糖類	84.3	15.7	5.4
菓子類	86.5	13.5	6.4	菓子類	80.4	19.6	4.1
油脂類	90.4	9.6	9.3	油脂類	89.8	10.2	8.8
種実類	95.7	4.3	22.4	種実類	91.7	8.3	11.0
豆類	83.5	16.5	5.1	豆類	84.7	15.3	5.5
魚介類	83.6	16.4	5.1	魚介類	88.4	11.6	7.6
肉類	97.1	2.9	33.2	肉類	88.0	12.0	7.3
卵類	80.2	19.8	4.0	卵類	80.4	19.6	4.1
乳類	51.9	48.1	1.1	乳類	62.7	37.3	1.7
野菜類	75.0	25.0	3.0	野菜類	65.4	34.6	1.9
果実類	87.8	12.2	7.2	果実類	79.5	20.5	3.9
きのこ類	93.3	6.7	13.9	きのこ類	96.9	3.1	31.4
藻類	94.0	6.0	15.8	藻類	93.9	6.1	15.3
嗜好飲料	50.2	49.8	1.0	嗜好飲料	55.4	44.6	1.2

〈表4.2〉 個人の習慣的な摂取量の推定に必要な食事調査日数

	10% (±5%) の誤差範囲			20% (±10%) の誤差範囲		
	Ogawa K.ら(中高年)[*1]		Tokudome Y.ら(中年)[*2]	Ogawa K.ら(中高年)[*1]		Tokudome Y.ら(中年)[*2]
	男性	女性	女性	男性	女性	女性
エネルギー (kcal)	13	12	10	3	3	3
たんぱく質 (g)	20	21	15	5	5	4
脂質 (g)	52	43	35	13	11	9
炭水化物 (g)	13	13	13	3	3	4
カルシウム (mg)	47	47	39	5	12	10
カリウム (mg)	29	21	16	7	5	4
鉄 (mg)	28	27	25	7	7	7
ナトリウム	32	31	—	8	8	—
カロテン (μg)	169	140	302	42	35	35
ビタミンB_1 (mg)	45	34	—	11	8	—
ビタミンB_2 (mg)	28	28	—	7	7	—
ビタミンC (mg)	105	80	81	26	20	21
食物繊維総量	—	—	27	—	—	7

[*1] Ogawa K. et al, Eur J Clin Nutr, 52 : 781-785 1999 より引用.
[*2] Tokudome Y. et al, J Epidemiol, 12 : 85-92 2002 より引用.

えば，食中毒の原因を明らかにする場合は短期間の食事を調べればよい．しかし，生活習慣病は長い年月の生活習慣の集積の結果として疾病を発症することが特徴であることから，食事の曝露情報の生活習慣病への影響を調査する際は，長期間の摂取を反映させた日常的，習慣的，平均的な食事摂取量を調べる必要がある．

　個人の日常的摂取量を調べるためには，個人内変動の影響をできる限り小さくするために一定以上の日数の調査を実施する．必要な日数は個人内変動を用いて推定することができるが（**表4.2**），個人内変動が大きく，実際には測定が現実的ではない栄養素もある．

C 食事摂取量の測定方法

食事摂取量の測定では，各方法の短所・長所を踏まえて目的に応じて方法を使い分け，測定値をできる限り真の値に近づけることで推定値とする．よく使われる調査法の特徴を**表4.3**に示す．

〈表4.3〉 食事調査法のまとめ（坪野ら，2001から転載して参照）

	食事記録法	24時間思い出し法	陰膳法	生体指標	食物摂取頻度調査票
概要	摂取した食物を，調査対象者が自分で調査票に記入する．重量を測定する場合（秤量法）と，目安量を記入する場合がある（目安量法），食品成分表を用いて栄養素摂取量を計算する	前日の食事，または調査時点からさかのぼって24時間分の食物摂取を，調査員が対象者に問診する．フードモデルや写真を使って，目安量をたずねる．食品成分表を用いて，栄養素摂取量を計算する	摂取した食物の実物と同じものを，同量集める．食物試料を化学分析して，栄養素摂取量を計算する	血液・尿・毛髪・皮下脂肪などの生体試料を採取して，化学分析する	数十〜百数十項目の食品の摂取頻度を，調査票を用いてたずねる．その回答をもとに，食品成分表を用いて栄養素摂取量を計算する
長所	対象者の記憶に依存しない．他の調査票の精度を評価する際の比較基準として使われることが多い	対象者の負担は，比較的小さい．比較的高い参加率を得られる	対象者の記憶に依存しない．食品成分表の精度に依存しない	対象者の記憶に依存しない．食品成分表の精度に依存しない	簡便に調査を行える
短所	対象者の負担が大きい．調査期間中の食事が，通常と異なる可能性がある．コーディングに手間がかかる．食品成分表の精度に依存する	熟練した調査員が必要．対象者の記憶に依存する．コーディングに手間がかかる．食品成分表の精度に依存する	対象者の負担が大きい．調査期間中の食事が，通常と異なる可能性がある．実際に摂取した食品のサンプルを，全部集められない可能性がある．試料の分析に，手間と費用がかかる	試料の分析に，手間と費用がかかる．試料採取時の条件（空腹か否かなど）の影響を受ける場合がある．摂取量以外の要因（代謝・吸収，喫煙・飲酒など）の影響を受ける場合がある	対象者の記憶に依存する．食品成分表の精度に依存する．調査票の精度を評価するための，妥当性研究を行う必要がある
長期間の平均的な摂取量を個人レベルで評価できるか	多くの栄養素では，長期間の調査を行わないと不可能	多くの栄養素では，長期間の調査を行わないと不可能	多くの栄養素では，長期間の調査を行わないと不可能	栄養素により異なる	可能

a 24時間思い出し法と記録法（秤量法と目安量法）

食事調査法のなかで，**オープンエンド**＊な回答によって，摂取したものをそのままデータ化する方法である．調査される期間がはっきりしており，その期間の摂取量であれば，ほかの方法に比べて真の摂取量に近い推定値が得られる方法だが，対象者への負担が大きいなどの理由から，長期間の摂取量の把握は困難とされている．

24時間思い出し法は，調査員の聞き取りによって，調査時点から遡った食事の内容を把握する方法である（**図4.2**）．調査員は，フードモデル，食品・料理写真，食器，スケールなどを用いて，対象者が申告した飲食物の種類と摂取量を推定し，それに食品成分表の食品番号と重量を割り当てることによって栄養素摂取量を算出する．あらかじめ周知していない限り対象者の食事に影響を与えないことから，調査をすることが食事内容に影響しないことが食事記録法に比べての最大の利点である．米国の国民栄養調査など，国際的に広く使われる方法である．一方で，面接の技法や重量推定，食品番号の割り当てなど，調査方法の標準化が必須である．

朝　食（7時　00分）（自宅・外食・弁当）

摂取量記録欄

	料理名	市販品	価格(円)	味付け程度	料理摂取量 個数	食品材料名	食品摂取量 目安量	グラム数
主食	ごはん				1	めし	茶わん1杯	180
副食	みそ汁			うすめ	1	みそ（自家製,豆みそ） わかめ（もどし） なめこ じゃがいも	小1強	8 8 10 15
	野菜いため			ふつう	1	とり肉（少々） キャベツ 植物油 しょう油	むね肉皮つき 大1 小1	20 100 13 6
	お浸し					ほうれん草 しょう油はなし		40
飲料	牛乳（普通）						牛乳	180mL

〈図4.2〉　24時間思い出し法の食事調査票記載例
（日本栄養改善学会，2008）

　記録法（DR：Dietary Records）は，対象者が食事内容を前向きに（摂取時点で）記録していく方法である．秤量法では秤や計量カップ・スプーンを用いて重量や容量を測定され記録される．目安量法は秤量する代わりに目安量（ポーションサイズ：たとえばパン1枚，卵1個など）を用いる．いずれも記憶に頼らない点は長所であるが，調査されることにより，普段食べている食事と内容が変わる可能性ある．また意識が高い対象者など限られた人の回答のみが集まりやすく，対象者特性の偏りが避けられない．日本の国民健康・栄養調査は記録法（基本は秤量法で一部目安法）を採用し，世帯ごとに**比例案分法***を用いて調査を行っている（**図4.3**）．

b　食物摂取頻度調査法とその妥当性・再現性

　食物摂取頻度調査法（頻度法）は，大規模コホート研究の食事の曝露評価をするために開発された質問票（FFQ：Food Frequency Questionnaire）などを用いる方法で，比較的少ない負担で，長期間の習慣的な摂取量把握が可能であることが利点である（**図4.4**）．類似のものとして，国内では食事歴調査票（DHQ：Dietary History Questionnaire）があるが，国際的にはFFQと呼ばれて用いられることが一般的のようである（FFQのなかにも食事歴を計算に反映させるものも多くある）．多くは自己記入による回答で，データを機械的に処理できることから，大規模な集団の曝露の把握に適している．

　FFQは食品リスト，摂取頻度，目安量（食品の1回あたり摂取重量）の3項目で構成されており，各食品の一定期間（過去1年間，1か月など）の摂取頻度と目安量を乗じて食品項目ごとの摂取量を算出し，さらに項目ごとに食品成分表の値を用いて栄養素等摂取量を算出する．

C 食事摂取量の測定方法

11月X日【昼食】　　　　　食物摂取状況調査

家族が食べたもの，飲んだものはすべて記載してください				その料理は，どのように家族で分けましたか？										
料理名	食品名	使用量（重量または目安量とその単位）	廃棄量	氏名 健一	氏名 泰子	氏名 二郎	氏名 綾香	氏名 三郎	氏名 りさ	氏名 英三郎	氏名	氏名	残食分
				1	2	3	4	5	6	7	8	9	残
ごはん	ごはん	120g		○	○	○	○	○	○	1			
ごはん	ごはん	170g		○	1	○	○	○	○	○			
パン	食パン	8枚切り1/2枚		○	1	○	○	○	○	○			
	マーガリン	小さじ1/2											
煮物	とりモモ肉（皮つき）	100g		○	1	○	○	○	○	○			6
	じゃがいも（皮つき）	300g	30g										
	人参	60g											
	砂糖	大さじ1											
	酒	大さじ3											
	しょうゆ	大さじ2											
お浸し	ほうれん草（ゆで）	300g		○	1	○	○	○	○	1			5
	削り節	1袋											
	しょうゆ	小さじ2											
ゆで卵	たまご	2個（L玉）	カラ	○	○	1	○	○	○	1			
	マヨネーズ	大さじ1		○	○	1	○	○	○	○			
みそ汁	大根	100g		○	30%	○	○	○	○	○			70%
	カットわかめ（乾）	大さじ1/2											
	淡色辛みそ	大さじ3											
	だしの素	小さじ2											
ゆで卵（書き忘れ）	塩	1つまみ		○	○	○	○	○	○	1			
ごぼうサラダ	（マヨネーズ味）			○	1	1							
		250g（8個）											
	ウスターソース	小さじ2		○	○	1	○	○	○	○			
天ぷらうどん	うどん（ゆで）	240g		○	○	○	○	○	○	1			
	芝えび	15g											
	みつば	5g											
（かきあげ）	天ぷら粉	大さじ1											
	植物油												
	しょうゆ	大さじ1											
	みりん	大さじ1/2											
	だしの素	小さじ1.5											
カップラーメン	（商品名○○ラーメン）	1個		○	○	1	○	○	○	○			
		（スープは半分残した）											

〈図4.3〉　国民健康・栄養調査の食事記録調査票を用いた記載例

FFQには目安量情報を含まないものもあることから，目安量情報があり，半定量的な摂取量推定が可能であるFFQを半定量FFQとも呼ぶ．

食品リストは，食事調査の対象とする集団の食生活を反映している必要がある．対象集団において摂取されている食品がリストされていないFFQでは，摂取量が過小評価されてしまう．また，多くの場合，食品リストや目安量は対象集団で事前に行った食事調査（秤量法など）のデータに基づいて作成される．

FFQは妥当性と再現性（コラム参照）を摂取量の順位づけと絶対量推定の視点で評価する．FFQの妥当性研究は，FFQが測定している期間に比較の基準となるほかの食事調査法を実施する（**図4.6**）．食事摂取自体を測定する食事調査（食事記録など）と比較する場合には順位付け，絶対量の両方の検証が可能である．生体指標を比較に用いる場合は，一部の生体指標を除いては，順位付けの妥当性についてのみ可能である（次頁c参照）．

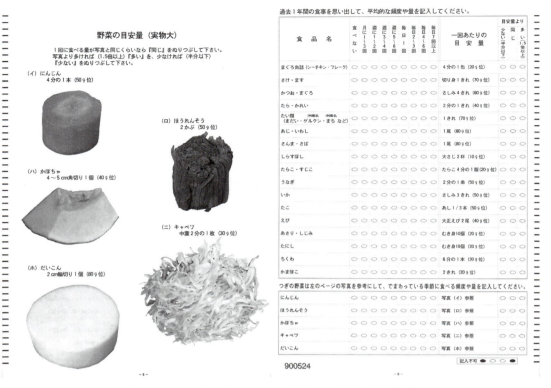

〈図 4.4〉 FFQ（多目的コホート研究で用いられた実物の抜粋）
（参照：国立研究開発法人国立がん研究センター予防研究グループ
http://epi.ncc.go.jp/guestionnaire/index.html）

頻度調査法を用いて食事摂取量を推定する際は，① 絶対値の解釈と ② 妥当性・再現性の適応範囲などの点に十分留意する必要がある．

① 絶対値の解釈

FFQ を含む頻度法調査票は，個人の摂取量推定よりも，疾病との関連を検討するための集団における相対的な順位付けを目指して開発されている．順位を用いて対象者を群分けし，グループごとの罹患率を調べる（**図 4.7**）．個人の摂取量の絶対値の把握能力については妥当性（順位付けと平均値の差などの両方）・再現性の検討結果を踏まえた慎重な解釈が必要である．

② 妥当性・再現性の適用範囲

妥当性・再現性は調査票そのものの正確性と精度を示すものでなく，調査票を特定の集団に適応した場合の，個々の食品または栄養素摂取量推定の妥当性・再現性である．同じ質問票を用いても，対象特性が異なる集団では結果が異なる可能性がある（例：健康な成人の FFQ の妥当性を患者や子どもに適用できる保証がない）．同じ質問票を使っても基本的には対象とする集団において妥当性・再現性の再評価が必要である．対象特性が類似している場合は，適用可能性について慎重な検討を行ったうえで使用する．また同じ質問票でも，個々の食品や栄養素によって妥当性・再現性の結果は異なる（**表 4.5**）．同じ質問票を用いても，個別の食品・栄養素によって摂取量推定の有用性が異なることに留意する．

c　食事摂取量を反映する身体計測値・生化学的指標

身体計測値や生化学的指標（生体指標）を用いた方法は客観的で，対象者の記憶や食品成分表の精度に依存しない点が長所である．また，測定方法の標準化（同じ手順での測定実施）が

コラム　妥当性と再現性

教科書では各食事調査法には短所があり，使い分けが必要であることを学んだ．ただし，どの方法をとっても「真の値」を得ることは不可能である（少なくとも現存の方法では）．すなわち，（食事調査に限らないが，）測定値には必ず測定誤差（真の姿と観察結果の違い＝measurement error）はつきものである．この事実を前提として，誤差がどの程度で，どのように制御するかを知っていると，調査計画や結果の解釈でつまずかずにすむ．

誤差の程度を知るための指標としては，妥当性（＝validity，または正確性＝accuracy）と再現性（＝repeatability, reproducibility，または信頼性＝reliability，精度＝precision）がある．図4.5に妥当性と再現性の関係の概念図を示す．

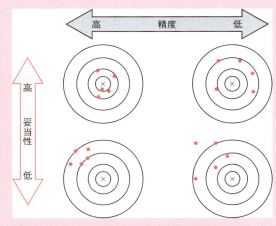

〈図4.5〉 妥当性と再現性の関係（概念図）
的の中心を真の姿，赤点を観察結果と考える．

妥当性とは，測定値が真の値からずれていないか，つまりどれだけ的の中心を狙えているかという指標である．妥当性を高めるためには，できるだけずれない調査法を用いて可能な限り真の値に近づける．

再現性は，測定値が真の値と関係なく，ぶれていないかという指標でもある．再現性を高めるために，食事調査では調査法の標準化と精度管理を行う．

コラム　系統誤差と偶然誤差

最近の国家試験に頻出の測定誤差の種類に関する問題も，考え方については「ずれ」と「ぶれ」である．系統誤差は，真の測定値からの「ずれ」のことであり，制御方法としては無作為抽出など偏りのない方法で抽出する．偶然誤差は「ぶれ」のことであり，ぶれを小さくするために測定回数を増やす（標本数を増やす）ことで制御できる．個人または集団の食事アセスメントにおいて，それぞれの誤差を制御する方法は表のようになる（**表4.4**）.

〈表4.4〉 食事アセスメントにおける誤差の制御方法

誤差の種類	個人の摂取量	集団の摂取量
偶然誤差	調査日数を増やす	対象者数を増やす
系統誤差	調査日を偏りないようにする（平日と休日両方を調査日にするなど）	対象者を偏りなく集める

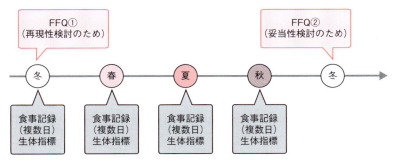

〈図4.6〉 FFQ妥当性研究の流れ（多目的コホートで採用されたスケジュール）

「過去1年間の食事」を調べるFFQのため，FFQ回答前の1年間に比較基準を複数回実施している．この研究の場合，食事の季節変動も考慮して，各季節に食事記録と生体指標を集めている．食事記録調査により食事内容を知ったうえでFFQに回答することになるので，少し妥当性を高く評価しているかもしれない．FFQ①を妥当性の検討の目的に使うと，評価している期間が異なるという致命的な問題が発生するので，妥当性が本来よりも低く評価される可能性がある．どのようなデザインで行われたかが，結果に影響を与えていることを認識する必要がある．
1回目のFFQは2回目のFFQと比較することにより，再現性を検討する．

〈表 4.5〉 FFQ 妥当性研究の結果（例）

男性 (174 名)	コホート I (FFQ 開発対象地域)					コホート II (FFQ 開発対象でない地域)				
	食事記録	FFQ	%差[2]	スピアマン順位相関食事記録		食事記録	FFQ	%差[2]	スピアマン順位相関食事記録	
	平均値±標準偏差	平均値±標準偏差		粗摂取量	エネルギー調整摂取量[1]	平均値±標準偏差	平均値±標準偏差		粗摂取量	エネルギー調整摂取量[1]
穀類	313±86	349±118	11	0.59	0.42	547±131	327±123	−40	0.33	0.33
いもおよびでん粉類	51±27	32±38	−37	0.22	0.33	72.3±25.8	28.8±25.7	−60	0.19	0.28
砂糖および甘味類	28±26	17±22	−41	0.51	0.48	66.8±30.7	19.8±28.8	−70	0.30	0.24
菓子類	11±4	14±7	23	0.13	0.24	11.7±3.7	13.2±7.0	13	0.14	0.26
油脂類	2±3	2±4	−1	0.45	0.26	8.9±6.8	2.2±3.8	−75	0.30	0.21
豆類	87±36	78±51	−11	0.42	0.53	92.7±34.0	77.2±47.1	−17	0.40	0.52
魚介類	136±46	114±85	−16	0.46	0.32	135±48	97±65	−28	0.29	0.27
肉類	76±32	71±48	−7	0.42	0.50	80.1±26.7	62.3±44.9	−22	0.37	0.48
卵類	39±14	33±20	−16	0.28	0.25	50.5±14.6	31.7±29.6	−37	0.47	0.47
乳類	124±110	194±237	57	0.66	0.52	161±96	225±275	40	0.71	0.69
野菜類	314±89	250±189	−21	0.33	0.22	320±103	247±178	−23	0.35	0.44
緑黄色野菜	108±48	98±93	−10	0.38	0.38	120±50	74±66	−38	0.35	0.41
その他の野菜	34±30	49±64	44	0.74	0.54	33.1±23.8	25.5±33.4	−23	0.56	0.56
漬物類	120±85	204±231	69	0.61	0.41	150±72	190±167	27	0.50	0.55
果実類	9±6	10±9	20	0.40	0.44	21.7±11.4	11.9±10.1	−45	0.10	0.15
藻類	8±6	12±12	53	0.22	0.08	15.3±9.5	12.2±11.7	−20	0.10	0.11
し好飲料類 (アルコール)	309±276	308±339	−1	0.76	0.76	366±300	282±327	−23	0.77	0.45
し好飲料類 (アルコール以外)	272±134	906±611	233	0.44	0.32	542±265	803±425	48	0.44	0.46
調味料および香辛料類	36±10	4±4	−88	0.25	0.12	38.1±10.6	8.5±5.5	−78	0.15	0.22
中央値[3]				0.42	0.38				0.35	0.41

[1]（FFQ 摂取量 − 食事記録摂取量）/食事記録摂取量，[2]残差法を用いてエネルギー調整，[3]19 の食品群の中央値

FFQ（多目的コホート研究）による食品群別摂取量推定の妥当性．パーセント差は，FFQ と DR の絶対値の差を示しており，FFQ 開発対象でない地域では摂取量が過小に評価される食品群が多いことがわかる．また，スピアマン相関係数は各食品群の粗摂取量およびエネルギー調整摂取量の順位妥当性を示し，乳類など比較的妥当性が高いものから藻類のように低いものまで，順位妥当性が食品群で異なることがわかる．

Ishihara et al. J Epidemiol 2003; 13 (Suppl): S134–S147 より抜粋

C 食事摂取量の測定方法

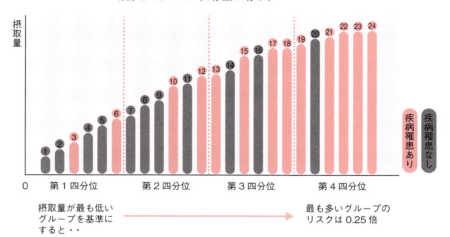

〈図4.7〉 疫学研究において病気と食事の関連を調べる方法の例

〈表4.6〉 食事摂取量を反映する身体計測値

測定項目	指　標	反映されている主たる栄養素
身長	BMI（体重（kg）/身長（m）^{2}） 標準体重（身長（m）^{2}×22）	エネルギー
体重	体重変化量，体重変化率， 標準体重比，通常体重比	エネルギー，脂肪
体組成	体脂肪量，体脂肪率 除脂肪量，除脂肪率	エネルギー，脂肪 エネルギー，たんぱく質
上腕囲	上腕筋囲（cm） （上腕周囲長－3.14×上腕三頭筋皮下脂肪厚）	たんぱく質
皮下脂肪厚	上腕三頭筋部，肩甲骨下部	エネルギー，脂肪

BMI：body mass index.
（五島雄一郎監修，中村丁次編，2002を改変）

〈表4.7〉 食事摂取量を反映する生化学的指標

検査項目	反映されている主たる栄養素
血清総たんぱく質	たんぱく質
血清アルブミン	たんぱく質
血清トランスフェリン	たんぱく質（半減期7～10日）
血清プレアルブミン	たんぱく質（半減期2～4日）
血清レチノール結合たんぱく質	たんぱく質（半減期12～16時間）
尿中クレアチニン	たんぱく質
尿中3メチルヒスチジン	たんぱく質
血清中性脂肪	脂質，糖質，エネルギー
血清総コレステロール	脂質
HDLコレステロール	脂質，たんぱく質
遊離脂肪酸	エネルギー，脂質
血糖	糖質
ヘモグロビンA1c	エネルギー，糖質
ヘモグロビン	鉄
ヘマトクリット	鉄
各種ミネラル濃度	各種ミネラル
各種ビタミン濃度	各種ビタミン

（五島雄一郎監修，中村丁次編，2002を改変）

比較的容易である．反面，測定に特殊な機器が必要であれば費用，手間が短所となる．また，測定の条件（食事状況など）によって測定値が変動することに加え，消化・吸収や運動量の個人差など，食事以外の要因が測定値に影響する可能性がある．

食事摂取量を反映する身体計測値としては，身長，体重，体格指数（BMI，ローレル指数，カウプ指数など），体組成，皮下脂肪厚などがあり，長期間の摂取状況を反映している（**表4.6**）．とくにBMIは，成人のエネルギー摂取量を反映することにおいて，食事の摂取量を計測するよりも優れている指標として，食事摂取基準を用いたエネルギー摂取量の評価に用いられる（4章D参照）．

生体指標を用いた食事摂取量の評価では，人体から採取した尿や血液，毛髪，皮下脂肪などを分析し，栄養素や物質の含有量を測定する方法である．なかでも，尿中から回収した代謝物等排泄量を生体指標とした，**二重標識水法***によるエネルギー摂取量，24時間蓄尿中窒素排泄量によるたんぱく質摂取量・24時間蓄尿中ナトリウム排泄量による塩分摂取量推定は，比較的長期の（1～数日程度）絶対量の正確な推定が可能として注目されている．その他の栄養素に関しても**表4.7**のような各指標が利用可能であるが，多くは相対的な指標であり，また長期間の食事摂取量を反映しているかどうかは不明である．同時に摂取する栄養素の種類や，消化・吸収率やほかの生活習慣（飲酒，喫煙，食事など）など，ほかの要因の影響を受ける可能性があり，慎重な解釈が必要である．

D 食事摂取量の評価方法

a 食事調査と食事摂取基準

健康な個人や集団の栄養素摂取量が過不足なく，健康の保持・増進，生活習慣病の予防のため適切であるかどうかを評価するためには食事摂取基準が用いられる．栄養素摂取量は食事調査によって推定された摂取量と，食事摂取基準の指標を比較することによって評価することができる．食事改善を目指す場合，PDCAサイクルに基づき，食事摂取基準を活用する（**図4.8**）．

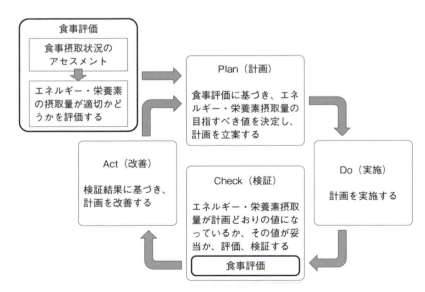

〈図4.8〉 食事摂取基準の活用とPDCAサイクル
（日本人の食事摂取基準2015，p.21から転載）

D 食事摂取量の評価方法

最初に行う食事摂取状況の評価（アセスメント）によって摂取量が適切かどうかが評価され，その結果に基づいて食事改善計画を立案（Plan）し実施する（Do）．実施後に，再び食事摂取量を検証（Check）し，検証結果に基づき，計画を改善する（Act）．

食事摂取基準と比較する際，食事調査によって推定される摂取量には誤差が伴うことを理解し，誤差を最小限に抑えるための調査方法の標準化と精度管理を行うことが重要である．また，測定誤差の種類と特徴，程度を知ることもまた，誤った解釈を防ぐために重要である．食事調査によって推定された栄養素摂取量を食事摂取基準と比較する際は，次のような点に留意する必要がある．

● **過小申告・過大申告**

食事調査は対象者の自己申告に基づいて情報収集するため，過小・過大申告などの申告誤差が生じる．このうち，頻度が高いのは過小申告である．肥満度は過小申告・過大申告の程度に影響を与え，BMIが低い者では過大申告の傾向，高い者では過小申告の傾向が報告されている．

● **日間変動・季節間変動**

日々の摂取量のばらつきの程度である日間変動は，食事調査日数が短いと幅が広くなり，長くなれば狭くなる．そのため，食事摂取基準を用いて，集団の摂取量評価をする場合，調査日数の長さにより摂取不足や過剰摂取を示す者の割合が異なる（**図4.9**）．

● **成分表**

食事調査から推定された食品摂取量から栄養素摂取量を算出する際には，食品成分表を用いる．算出された栄養素摂取量と食事摂取基準を比較する際には栄養素の定義の違いに留意する必要がある．現在，国内で用いられている日本食品標準成分表2015と食事摂取基準2015年版で，栄養素の定義が異なるものを**表4.8**に示す．

また，実際に摂取される食品中の成分量は季節や産地などにより変動することから，食品成分表の栄養素量と必ずしも一致しないことにも留意する．さらに，食事調査ではできる限り摂取時の状態に近い食品を用いて摂取量を算出するが，加熱・調理後の成分値の掲載のないものも存在することから，調理過程に生じる栄養素量の変化をすべて考慮した摂取量を算出することは現時点では困難であることにも留意する必要がある．

● **身体状況調査**

エネルギー摂取量過不足の評価には，食事調査から得られた摂取量ではなくBMIおよび体

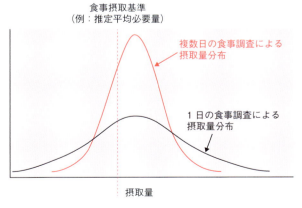

〈図4.9〉 調査日数と摂取量分布の関係

調査日数が複数日のほうが日間変動の幅が狭い．図の分布では，これによって推定平均必要量を下回る者の割合が小さくなっている．

〈表 4.8〉 食事摂取基準と日本食品標準成分表 2015 で定義が異なる栄養素とその内容

栄養素	定義		日本食品標準成分表 2010 を用いて摂取量や給与量の推定を行い，その値と食事摂取基準との比較を行う場合の留意点
	食事摂取基準	日本食品標準成分表 2015	
ビタミンE	α-トコフェロールだけを用いている.	α-, β-, γ-及び δ-トコフェロールをそれぞれ報告している.	α-トコフェロールだけを用いる.
ナイアシン	ナイアシン当量（ナイアシン (mg) + 1/60 トリプトファン (mg)）(mgNE) を用いている.	ニコチン酸相当量を用いている（トリプトファンから体内で生合成されるナイアシンは含まれない）.	ナイアシン (mg) + 1/60 トリプトファン (mg) とする. 食品中のトリプトファン量がたんぱく質量の 1/100 程度であると考えると，ナイアシン (mg) + 1/6,000 たんぱく質 (mg) と近似でき，これは，ナイアシン (mg) + 1/6 たんぱく質 (g) とも書ける.

（日本人の食事摂取基準（2015 年版），p.29 および日本食品標準成分表 2015 年版（七訂）から転載）

重の変化を用いる．これらの指標は，食事調査によるエネルギー推定値と比較して測定誤差が小さく，エネルギーの収支バランスの維持を示す優れた指標である．

● 臨床症状・臨床検査の利用

栄養素摂取量の過不足の指標として，鉄欠乏性貧血における血中ヘモグロビンや，血清 LDL コレステロールやアルブミンなどを利用できる場合がある．ただし，臨床症状や臨床検査値は摂取量以外の影響も受けるので，慎重な解釈が必要である．

b 総エネルギー調整栄養素摂取量

エネルギー摂取量と栄養素摂取量は多くの場合，正相関する．エネルギーを産生する栄養素である炭水化物，たんぱく質，脂質では強い正相関を示すが，その他ほとんどの栄養素も正相関を示すものが多い．疾患とエネルギー摂取量との間に関連がある場合，エネルギーと栄養素が正相関しているため，見かけ上，正の関連が観察される（図 4.10）．この場合，エネルギー調整によってエネルギーの影響を取り除いた摂取量を用いれば，栄養素と疾患の真の関連を観察することができる．エネルギー調整は栄養素密度法と残差法の 2 つの方法が代表的である．

● 栄養素密度法

総エネルギー摂取量に対する各栄養素の占める割合を算出する方法である．エネルギーを産生する栄養素（たんぱく質 P，脂質 F，炭水化物 C）では，これらの栄養素由来のエネルギー摂取量が全体に占める割合を百分率にして算出する」PFC 比（単位：%エネルギー）が相当する．その他の 1,000 kcal あたりの摂取量で示される．

● 残差法

集団の総エネルギー摂取量を独立変数 (x)，栄養素摂取量を従属変数 (y) として一次回帰直線 ($y=ax+b$) を求め，回帰式から予測される個人の摂取量（予測値）と，実際に測定された摂取量（実測値）の差（残差）を算出する方法である（図 4.11）．残差はマイナスの値を示す値もあることから栄養素摂取量としては直感的にわかりにくいため，平均摂取量（エネルギーの平均値で予測した値）などを加算して表すことが多い．残差法エネルギー調整値は集団内での相対的な摂取量を示しているため，得られた値をほかの集団と比較することはできない．

c データの処理と解析

1） データの種類と整理

食事調査法を用いて集められた調査原票の情報は，量的な解析を行うために，多くは数値化され，ほとんどの場合コンピュータを用いたデータ解析に活用される．各項目のデータは調査

D 食事摂取量の評価方法

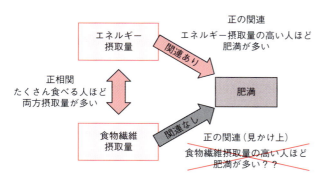

〈図 4.10〉 エネルギー調整が必要な背景
（肥満と食物繊維摂取量を例に）

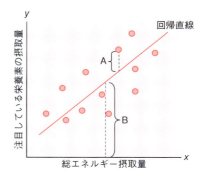

〈図 4.11〉 残差法
対象者の調整した栄養素摂取量は，A＋B で表される．A＝残差，B＝注目する栄養素の平均摂取量（対象集団全員の共通の値）．
（(社)全国栄養士養成施設協会，(社)日本栄養士会監修，管理栄養士国家試験教科研究会編，2009 より一部改変）

対象者によって変化するため変数と呼ばれ，次のような種類がある．変数の種類によって解析の方法が異なるので，ある程度解析方法を想定して，質問項目の設定，データ化を行うとよい．
● **連続型変数**：量的に測定できる連続的な値
例）食品・栄養素摂取量，身長，体重など
● **離散型変数**：順序尺度と名義尺度がある．
　① 順序尺度：順序関係はあるが絶対値としての意味がない値
　　例）食物摂取頻度調査での摂取頻度，血圧分類
　② 名義尺度：順序関係がない分類のための変数
　　例）性別（男女），欠食の有無

食事記録や 24 時間思い出し法では，個々の食品について重量のデータ（連続型変数）が得られるため，対象者ごとに日別に合計することで 1 人あたりの 1 日食品摂取量を得る．一方，食物摂取頻度調査法では，頻度と目安量の情報が順序尺度であることが多いので，それぞれに数値の重み付け（たとえば「週に 2〜3 回食べる」という回答に 2.5/7 日）をして，頻度と目安量を乗じることで食品摂取量を得る．その後，成分表を用いて栄養素摂取量を算出するのは，両者とも共通している．対象者の回答そのものを一次データ，1 日摂取量などに加工されたものを二次データと呼ぶ．

データ整理は紙媒体の記入漏れ（欠損値），誤記入の確認から始まる．これらの多い変数は，その変数を用いた解析自体を不可能にする場合もあり，異常値の原因ともなる．時間の経過に伴い対象者の記憶も曖昧になり，接触自体が難しくなることもあるので，これらの確認はデータ収集後，速やかに行う必要がある．

次に，調査原票を電子データに加工するために入力，入力確認，訂正を繰り返す．調査原票は一定の期間内で廃棄されるため，廃棄後も原票情報が完全に再現できるよう，データ入力には最新の注意を払う．データの入力確認には，二重入力（2 人が独立して入力した後，照合）や読み合わせ（入力後のデータを 1 人が読み上げ，1 人が目視で確認）などがよく用いられる．また，入力後データの分布（範囲など）や論理チェックをすることも入力ミス抽出に有効である．

2) 分布型と要約統計量の確認

一人あたりの食品・栄養素等摂取量が算出されたのち，集団の測定値にみられる性質を理解するために分布型と要約（基本）統計量を確認する．分布型は，ヒストグラムを用いて分布の中心位置やバラツキ，歪みの程度（左右どちらの裾が長いか）などを視覚的に確認する（連続変数の場合にはいくつかの階級に分ける）．左右対称な正規分布は**パラメトリックな検定***の前提条件になる．一方，右裾が長いなど歪んだ状態の非正規分布の場合は，対数変換などにより正規分布に近似させてから用いることが望ましい．正規分布に近似できない場合は，**ノンパラメトリックな検定***などを考慮する．

要約統計量のうち代表値は，分布の中心的傾向を示す．平均値は正規分布の場合の代表値となるが，対数正規分布など非正規分布の場合は中央値を用いる．そのほか，最頻値もよく用いられる．測定値の分布が正規分布であれば，これらの代表値はすべて一致するが，対数正規分布ではずれている（**図4.12**）．どの指標を代表値として用いるかは，データの性質，分布の形，目的に応じて決める．歪んだ分布や**はずれ値***が存在する場合には，中央値や最頻値のほうが影響を受けずに中心的傾向を表すことができる．

分布のバラツキを示す要約統計量には**標準偏差**（Standard Deviation：SD）*があり，標準偏差が大きいほど測定値のバラツキの程度が大きいことを示す（**図4.13**）．測定値が正規分布に

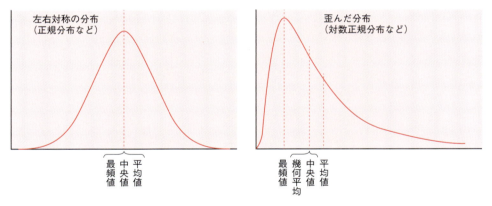

〈図 4.12〉 分布型と代表値（日本疫学会監修，2010；p.91, 図 3 参照）

平均値：測定値の合計をデータ数で除した値．中央値：測定値を昇順または降順で並べたとき，並びの真ん中になる測定値．測定が偶数個の場合，真ん中の二値の平均値を中央値とする．最頻値：出現頻度が最も高い値．

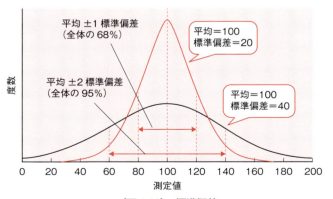

〈図 4.13〉 標準偏差
（日本疫学会監修，2010；p.92, 図 4 参照）

D 食事摂取量の評価方法

従うとき，平均値±SDの範囲には全測定値の68%，平均値±1.96 SDには95%が入るという性質がある．標準偏差を平均値で除した**変動係数**は，異なる測定値のバラツキの程度を比較する際に用いる．また，歪んだ分布や**はずれ値***が存在する場合には，四分偏差，四分位数と範囲を用いると影響を受けにくい．四分位数は測定値を昇順に並べたときに，小さいほうから25%，50%，75%の順に，第1四分位数，第2四分位数（＝中央値），第3四分位数といい，第1と第3四分位数の差を四分偏差，最小値と最大値の差を範囲と呼ぶ．これらを視覚的に箱ひげ図で示すこともできる（**図4.14**）．

4) 推定と検定

推定とは，**母集団***から抽出された標本（コラム参照）から母集団の性質を算出することで，1つの数値で示す点推定と，幅をもたせて示す区間推定がある．たとえば，標本の平均値をもって母集団の平均値を推定する（＝点推定）場合，無作為抽出を繰り返すと値が偶然によってある程度ばらつく．そこで，母集団の平均値を一定の確率（通常95%）で含む範囲として示すのが信頼区間である．95%信頼区間は**標準誤差***（Standard Error：SE）の1.96倍として算出されることから，平均値の場合，平均値±平均の標準誤差（Standard Error of Mean：SEM）と

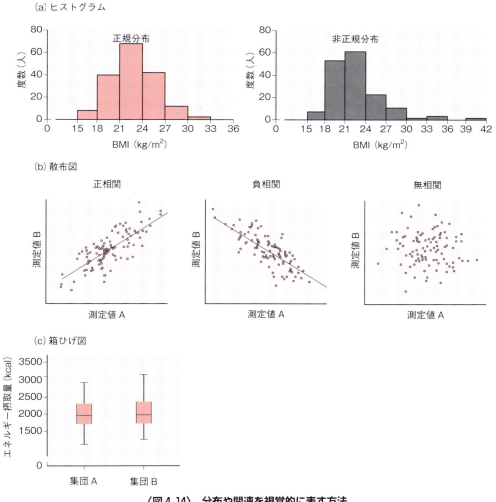

〈**図4.14**〉 **分布や関連を視覚的に表す方法**
ヒストグラム（正規，非正規分布），箱ひげ図，散布図（正相関，負相関，無相関）．

示され，標本平均の確からしさを表す．95％信頼区間は，割合や罹患率や相対危険など，ほかの疫学指標でも用いられる．

推定は母集団の測定値の特徴を代表値や範囲によって連続的に示す方法であるのに対し，検定は設定した検定仮説（たとえば，「母集団の塩分摂取量平均値は10 g である」を正しいとする）を，算出された有意確率（ p 値）に応じて採用するか，棄却する．確率が十分に小さければ（たとえば5％未満），仮説が正しいとは考えにくいので仮説を棄却する（したがって，「おそらく母集団の塩分摂取量は10 g ではない．」）．一般的に p 値が 0.05 未満のときに，「統計学的に有意である」という．ただし，統計学的有意な結果となったことが，そのまま生物学的に意味のある結果ではないことに留意する．

5）データ間の関連

データの関連を表す方法には相関係数（**図 4.14**），回帰分析，分散分析，多変量解析などがあり，変数の種類や解析の目的によってさまざまな方法がある（**表 4.9**）．

〈表 4.9〉 基本的な統計的方法の使い方のまとめ

(a) 平均値の差の検定

比較する群の数	対応の有無	
	対応なし	対応あり
2群	t 検定，共分散分析	対応のある t 検定
3群以上	分散分析，共分散分析	反復測定分散分析など多くの方法がある

(b) 割合の差の検定

組み合わせの数	順序の考慮	
	なし	あり
2群×2群	χ^2 検定，Fisher の直接確率法	—
2群×3群以上	χ^2 検定	拡張 Mantel 法，ロジスティックモデル

(c) 2種類のデータの関連

独立変数の種類	従属変数の種類	
	連続型変数（または順序尺度）	名義尺度（2値）
連続型変数（または順序尺度）	相関分析，回帰分析	多重ロジスティックモデル
名義尺度	t 検定，分散分析	χ^2 検定，多重ロジスティックモデル
名義尺度と連続型変数	共分散分析	多重ロジスティックモデル

注）一般的によく使われる方法をまとめたが，実際の解析ではこれ以外の方法を使うこともある．
（日本疫学会監修，2010；p.99，表4参照）

コラム　母集団と標本（悉皆調査と標本調査）

データを収集する際には，もちろん全数の調査ができるとよいがたいていは実施が困難であるため，一部の人々（＝標本）を抽出して調査する方法によって対象となる集団全体（＝母集団）の性質を推測する．全数の調査を悉皆調査，一部の人々を対象とした調査を標本調査と呼ぶ．母集団を代表する標本を抽出するためには，無作為抽出することが重要である．

5 公衆栄養マネジメント

「公衆栄養マネジメント」とは，公衆栄養の領域において，組織あるいは公衆栄養プログラムの目的と具体的な目標を達成するために，マネジメントサイクルの考え方に従って公衆栄養活動を展開することである．マネジメントサイクルでは，集団や地域における人びとの健康・栄養状態や社会・生活環境について「アセスメント」を行い，「計画」→「実施」→「検証」→「改善」を繰り返しながら，評価結果をフィードバックして，公衆栄養活動を推進する．

A 公衆栄養マネジメント

a 公衆栄養マネジメントの考え方・重要性

公衆栄養マネジメントの基本は，**PDCAサイクル***［計画（plan）→実施（do）→検証（check）→改善（act）］の4段階の過程である．このマネジメントサイクルでの最終目的は，ヘルスプロモーションの目的，すなわちQOLの向上である．このマネジメントサイクルを繰り返して各プロセスへフィードバックすることで，QOLの向上を含めた健康・栄養状態の維持増進のための，より効果的で効率的な公衆栄養活動を進めることができ，公衆栄養マネジメントを体系的に理解することが重要である．

公衆栄養活動を行うためには，まず，どのような集団や地域にするか，「対象」を設定することが必要となる．対象としては，「**コミュニティ**（community）」という概念が用いられる．「コミュニティ」とは，地理的（国，都道府県，市町村など）意味だけでなく組織的（学校，企業など）あるいは同じ関心や利害をもつグループなどのさまざまな意味で用いられている．たとえば，ある町を「コミュニティ」（地域）として公衆栄養マネジメントの対象とした場合，さらにそのなかには家庭，学校，病院，職場，食料品店（市場，スーパーなど），食品工場，飲食店などのサブグループの「コミュニティ」があり，食行動に関わる情報や食物の生産・流通など，さまざまな面でのマネジメントが必要になる．

また，公衆栄養マネジメントの「実施者」としては行政機関（国際機関，国，自治体，保健所，保健センターなど），学校，企業，病院などのさまざまな社会組織があげられる．公衆栄養マネジメントの「規模」としては，国際機関や国による栄養政策（nutrition policy）レベルから都道府県，市町村などによる事業レベルまで幅広い．

公衆栄養マネジメントサイクルのなかで「計画（plan）」の段階が最も大切であり，効果的な公衆栄養プログラムを実施するためには，ここで十分な検討を行うことが望まれる．集団や地域における人びとの健康・栄養状態や社会・生活環境の特徴を十分に把握し，それに基づいた目的，目標を設定する．公衆栄養マネジメントにおいて，**目的**（goal）は最終的に目指すものであり，**目標**（target）とは当面の達成すべき状態，指標を示している．具体的な目標の設定の要件として，**RUMBA**［**R**eal（現実的，実際的である），**U**nderstandable（理解可能である），**M**easurable（達成目標を数値で測定できる），**B**ehavable（行動変容を促すものである），**A**chievable（達成可能である）］があげられる．また，「計画」においては，6W2H［誰が（Who），誰を（Whom），活動の内容は（What），なぜ行うのか（Why），いつ（When），どこで（Where），

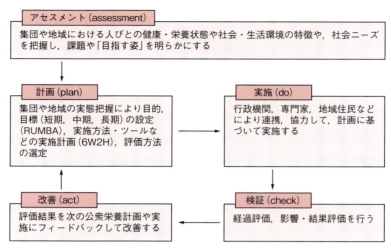

〈図5.1〉 公衆栄養マネジメント

どうやって（How to），予算（How much）］の各項目についての確認が必要である．さらに，評価（経過評価，影響・結果評価）の方法を選定し，実施後の検証の結果を計画や実施にフィードバックしながら公衆栄養プログラム内容を改善する．

b 公衆栄養マネジメントの過程

公衆栄養マネジメントの過程は，まず，アセスメントにより，地域のニーズや課題の発見，原因や条件の把握などの検討を行い，計画（目的，目標の明確化，対策や事業の選定，必要な資源の確保などの検討）→実施（効果的な実施方法やツールの活用などの検討）→検証（経過評価，影響・結果評価など）→改善のPDCAサイクルを繰り返して，目的や目標の達成度を評価しながら，公衆栄養マネジメントを展開していくプロセスである．評価結果は各プロセスにフィードバックされ，プロセスの改善に生かされる（**図5.1**）．

計画策定のアプローチとしては，「**課題解決型アプローチ**」と「**目的設定型アプローチ**」の2つがある．「課題解決型アプローチ」では，専門家が目指す方向性（理想の姿）を示し，現状を分析して課題を選ぶ．選んだ課題をどのように解決したらよいかについて，住民参加により計画を進める方法である．一方，「目的設定型アプローチ」では，計画策定のスタートの段階から住民も参加して目指す方向性を協議し，目的を共有して計画策定を進める方法である．具体的手法のモデルとして「**プリシード・プロシードモデル**」「**地域づくり型保健活動***」「**プロジェクトサイクルマネジメント***」などがある．

1） プリシード・プロシード・モデル（MIDORIモデル）

ヘルスプロモーション実践モデルである，プリシード・プロシード（precede-proceed）モデルは，1991年 L. W. Green らによって提唱された（**図5.2**）．ヘルスプロモーションとは，「人びとが自らの健康をコントロールし，改善することができるようにするプロセス」（1986年オタワ憲章から）であり，Greenらは，「ヘルスプロモーションとは健康な行動や生活状態ができるように教育的かつ環境的サポートを組み合わせることである」を前提として，このモデルを構成した．このモデルは大きく2つの部分に分けられる．すなわち，診断と計画にかかわるプリシード［precede；**P**redisposing **R**einforcing and **E**nabling **C**onstructs in **E**ducation/**E**nvironmental **D**iagnosis and **E**valuation. 教育/環境の診断と評価における準備，強化，実現要因の構成（第1～第5段階）］と，実施と評価にかかわるプロシード［proceed；**P**olicy, **R**egulatory and

A　公衆栄養マネジメント

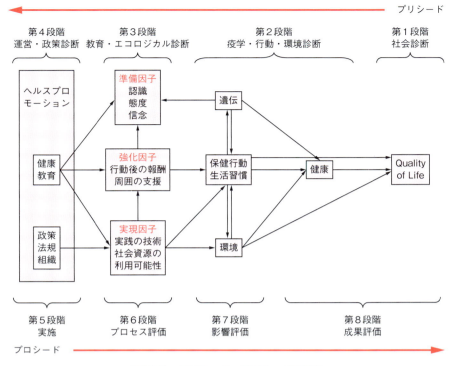

〈図5.2〉　プリシード・プロシードモデル
(Green and Kreuter, 1991 より引用)

Organizational Constructs in Educational and Environmental Development. 教育/環境の開発における政策，法規，組織要因の構成（第6〜第8段階）]である．また，プリシードには，実施に先立って行われるという意味があり，プロシードには，続いて行われるという意味がある．
① **第1段階：社会診断**（social diagnosis）：　アセスメント・計画・実施・評価のモデルであるプリシード・プロシードモデルにおける最終目的は，保健行動や健康問題の解決ではなく，対象とする集団や地域の人びとのQOLの向上であり，社会目標，ニーズなどを検討する．
② **第2段階：疫学診断**（epidemiological diagnosis）：　第1段階のQOLに影響を及ぼしている健康問題やその指標が選ばれる．健康問題を明確にすることが効果的なプランニングのためには重要である．
③ **第3段階：行動・環境診断**（behavioral and environmental diagnosis）：　第2段階で選ばれた健康問題と関わる行動因子や環境因子を選定し，行動目標と環境目標を決定する．
④ **第4段階：教育・組織診断**（educational and organizational diagnosis）：　行動目標や環境目標に影響を及ぼす因子を**準備因子**（知識，態度，信念，価値，認識など），**強化因子**（家族の理解，周囲の支援，行動後に得られる達成感や報酬など），**実現因子**（保健・医療資源の提供，利用しやすさ，規則・法律，技能など）の3グループに分けて検討する．
⑤ **第5段階：運営・政策診断**（administrative and policy diagnosis）：　既存の健康教育内容，望ましい健康教育プログラムを行うために必要な予算や人的資源の確保，政策・法規・組織方針などを検討する．
⑥ **第6段階：実施**（implementation）：　第1段階から第5段階のプロセスを行う．
⑦ **第7段階：経過評価**（process evaluation）：　評価の第1段階は，プランの実施の経過に

関する情報をもとに評価する．

⑧ **第8段階：影響評価**（impact evaluation）：　評価の第2段階は，目標とした準備・強化・実現の各因子，および，行動因子や環境因子に，プランの実施がどのような影響を与えたか評価する．

⑨ **第9段階：結果評価**（outcome evaluation）：　評価の第3段階は，疫学診断と社会診断に対応する結果評価である．

プリシード・プロシードモデルは，健康教育やヘルスプロモーションに取り組む際に，健康や栄養問題に影響を与える**環境因子**についても診断，評価を行うものであり，優れたモデルと考えられている．地域の特性を十分に考慮することや，各段階での優先順位および問題点の明確化が重要である．また，評価段階では，目標値の達成に向け，評価の基準を明確にして，測定を正確に行い各評価指標が改善されているのかを随時モニターしていくことが大切である．

B　公衆栄養アセスメント

a　公衆栄養アセスメントの目的と方法

公衆栄養活動を展開する前に，公衆栄養アセスメントにより，集団や地域における人びとの健康・栄養状態や社会・生活環境の実態を把握し，健康・栄養問題を明らかにして，公衆栄養プログラムを計画する必要がある．

公衆栄養アセスメントの目的として，

① 対象とする集団や地域（コミュニティ）における人びとの健康・栄養状態や社会・生活環境に関する情報を収集し，総合的に分析，評価するために行う．

② 集団や地域における人びとの健康・栄養問題の解決に向けて，主観的な価値観や「**目指す姿**」を把握して，公衆栄養プログラムにおける適切な目標を設定するために行う．

③ 再アセスメント（**モニタリング**）により，公衆栄養活動の効果を評価するために行う．

などがあげられる．

公衆栄養アセスメントの方法には，**身体計測**（**a**nthropometric method），**生理・生化学検査**（**b**iochemical method），**臨床検査**（**c**linical method），**食事調査**（**d**ietary method）などがあり，対象とする集団や地域の人びとについて総合的に判断して栄養状態を評価する．これらの公衆栄養アセスメントの項目の頭文字を並べると「ABCD」となる．

対象とする集団や地域の人びとの主観的な「目指す姿」や課題（**主観的課題**）と，対象とする集団や地域の人びとの健康・栄養状態や社会・生活環境についての客観的なデータからみた課題（**客観的課題**）があり，これら両面からコミュニティのニーズの把握を行う．

社会ニーズを把握するための調査（社会調査法）として，客観的課題を認識するための**量的調査法**（quantitative methods）と，主観的課題を認識するための**質的調査法**（qualitative methods）がある．質的調査には，**フォーカスグループ法***，**ノミナルグループ・プロセス法***，**デルファイ法***などがある．

b　食事摂取基準の地域集団への活用

1）日本人の食事摂取基準（2015年版）について

日本人の食事摂取基準（2015年版）の対象は，健康な個人ならびに健康な人を中心として構成されている集団とし，高血圧，脂質異常，高血糖，腎機能低下に関するリスクを有していても自立した日常生活を営んでいる者も含む．国民の健康の維持増進，生活習慣病の発症予防お

B 公衆栄養アセスメント

よび重症化予防を目的とし，エネルギーおよび栄養素欠乏症の予防にとどまらず，過剰摂取による健康障害の予防，生活習慣病予防を視野に入れて策定された．使用期間は，2015（平成27）年度から2019（平成31）年度までの5年間とした．健康増進法に基づき，厚生労働大臣が定めるものとされているエネルギーおよび栄養素を策定の対象としている．

● 基本的な考え方

① エネルギーおよび栄養素摂取量の多少に起因する健康障害は，欠乏症または摂取不足によるものでなく，過剰による場合もある．また，栄養素摂取量の多少が生活習慣病の予防に関与することも考えられる．したがって，これらに対応することを目的としたエネルギーならびに栄養素摂取量の基準が必要である．

② エネルギーおよび栄養素の「真の」望ましい摂取量は，個人によって異なり，個人内にお

〈表5.1〉 食事摂取基準を策定した栄養素と設定した指標（1歳以上）[1]

栄養素		推定平均必要量（EAR）	推奨量（RDA）	目安量（AI）	耐容上限量（UL）	目標量（DG）
たんぱく質		○	○	—	—	○[2]
脂質	脂質	—	—	—	—	○[2]
	飽和脂肪酸	—	—	—	—	○
	n-6系脂肪酸	—	—	○	—	—
	n-3系脂肪酸	—	—	○	—	—
炭水化物	炭水化物	—	—	—	—	○
	食物繊維	—	—	—	—	○
エネルギー産生栄養素バランス[2]		—	—	—	—	○
ビタミン	脂溶性	ビタミンA	○	○	—	○	—
		ビタミンD	—	—	○	○	—
		ビタミンE	—	—	○	○	—
		ビタミンK	—	—	○	—	—
	水溶性	ビタミンB_1	○	○	—	—	—
		ビタミンB_2	○	○	—	—	—
		ナイアシン	○	○	—	○	—
		ビタミンB_6	○	○	—	○	—
		ビタミンB_{12}	○	○	—	—	—
		葉酸	○	○	—	○[3]	—
		パントテン酸	—	—	○	—	—
		ビオチン	—	—	○	—	—
		ビタミンC	○	○	—	—	—
ミネラル	多量	ナトリウム	○	—	—	—	○
		カリウム	—	—	○	—	○
		カルシウム	○	○	—	○	—
		マグネシウム	○	○	—	○[3]	—
		リン	—	—	○	○	—
	微量	鉄	○	○	—	○	—
		亜鉛	○	○	—	○	—
		銅	○	○	—	○	—
		マンガン	—	—	○	○	—
		ヨウ素	○	○	—	○	—
		セレン	○	○	—	○	—
		クロム	—	—	○	—	—
		モリブデン	○	○	—	○	—

1) 一部の年齢階級についてだけ設定した場合も含む．
2) たんぱく質，脂質，炭水化物（アルコール含む）が，総エネルギー摂取量に占めるべき割合（％エネルギー）．
3) 通常の食品以外からの摂取について定めた．

（資料：日本人の食事摂取基準2015年版）

いても変動する．2010 年版で課題となっていたエネルギー収支バランスについて，体格（BMI）および体格（参照体位）を勘案して算定および活用する考え方を採用した．

● **策定の理論，指標の概念・特徴**

食事摂取基準の適切な活用のためには，策定の理論やそれぞれの指標の概念や特徴について十分理解しておくことが大切である（**表 5.1**）．

① **推定エネルギー必要量**（EER；estimated energy requirement）： 個人の推定エネルギー必要量とは，「当該年齢，性別，身長，体重，及び健康な状態を損なわない身体活動量を有する人において，エネルギー出納（成人の場合，エネルギー摂取量－エネルギー消費量）が0（ゼロ）となる確率が最も高くなると推定される，習慣的なエネルギー摂取量の1日当たりの平均値」である．一方，集団の推定エネルギー必要量とは，「当該集団全体におけるエネルギー出納（成人の場合，エネルギー摂取量－エネルギー消費量）が0（ゼロ）となる確率が最も高くなると推定される，習慣的な1日当たりのエネルギー摂取量」である．

② **推定平均必要量**（EAR；estimated average requirement）： ある母集団における平均必要量の推定値．ある母集団に属する50％の人が必要量を満たすと推定される1日の摂取量である．

③ **推奨量**（RDA；recommended dietary allowance）： ある母集団のほとんど（97～98％）の人において1日の必要量を満たすと推定される1日の摂取量である（理論的には「推定平均必要量＋標準偏差の2倍（2SD）」として算出した）．

④ **目安量**（AI；adequate intake）： 推定平均必要量および推奨量を算定するのに十分な科

〈表 5.2〉 個人の食事改善を目的として食事摂取基準を活用する場合の基本的事項

目 的	用いる指標	食事摂取状況のアセスメント	食事改善の計画と実施
エネルギー摂取の過不足の評価	体重変化量 BMI	・体重変化量を測定 ・測定された BMI が，目標とする BMI の範囲を下回っていれば「不足」，上回っていれば「過剰」の恐れがないか，他の要因も含め，総合的に判断	・BMI が目標とする範囲内に留まること，又はその方向に体重が改善することを目的として立案 （留意点）一定期間をおいて2回以上の評価を行い，その結果に基づいて計画を変更，実施
栄養素の摂取不足の評価	推定平均必要量 推奨量 目安量	・測定された摂取量と推定平均必要量並びに推奨量から不足の可能性とその確率を推定 ・目安量を用いる場合は，測定された摂取量と目安量を比較し，不足していないことを確認	・推奨量よりも摂取量が少ない場合は，推奨量を目指す計画を立案 ・摂取量が目安量付近かそれ以上であれば，その量を維持する計画を立案 （留意点）測定された摂取量が目安量を下回っている場合は，不足の有無やその程度を判断できない
栄養素の過剰摂取の評価	耐容上限量	・測定された摂取量と耐容上限量から過剰摂取の可能性の有無を推定	・耐容上限量を超えて摂取している場合は耐容上限量未満になるための計画を立案 （留意点）耐容上限量を超えた摂取は避けるべきであり，それを超えて摂取していることが明らかになった場合は，問題を解決するために速やかに計画を修正，実施
生活習慣病の予防を目的とした評価	目標量	・測定された摂取量と目標量を比較．ただし，予防を目的としている生活習慣病が関連する他の栄養関連因子並びに非栄養性の関連因子の存在とその程度も測定し，これらを総合的に考慮した上で評価	・摂取量が目標量の範囲内に入ることを目的とした計画を立案 （留意点）予防を目的としている生活習慣病が関連する他の栄養関連因子並びに非栄養性の関連因子の存在とその程度を明らかにし，これらを総合的に考慮した上で，対象とする栄養素の摂取量の改善の程度を判断．また，生活習慣病の特徴から考えて，長い年月にわたって実施可能な改善計画の立案と実施が望ましい

栄養科学ファウンデーションシリーズ
コアカリキュラムAランクの内容を確実に押さえ,簡潔かつ要点を得た「教えやすい」教科書。栄養科学を基礎から培う

栄養科学ファウンデーションシリーズ1　臨床栄養学
森奥登志江編
B5判　164頁　定価（本体2600円+税）（61651-4）

コアカリキュラムAランクの内容を確実に押さえ,簡潔かつ要点を得た「教えやすい」教科書。実際の症例を豊富に記載。〔内容〕栄養補給法の選択／栄養ケア・マネジメント／栄養アセスメントの方法／POSの活用／疾患別臨床栄養管理／他

栄養科学ファウンデーションシリーズ2　応用栄養学
江上いすず編著
B5判　192頁　定価（本体2700円+税）（61656-9）

コアカリキュラムAランクの内容を確実に押さえ,簡潔かつ要点を得た応用栄養学の「教えやすい」教科書。〔内容〕栄養アセスメントの意義と方法／食事摂取基準の科学的根拠／ライフステージ別栄養マネジメント／運動・スポーツの目的／他

栄養科学ファウンデーションシリーズ3　給食経営管理論
福井富穂・酒井映子・小川宣子編
B5判　160頁　定価（本体2600円+税）（61653-8）

コアカリキュラムAランクの内容を確実に押さえ,簡潔かつ要点を得た給食経営管理論の「教えやすい」教科書。〔内容〕フードサービスと栄養管理／管理栄養士・栄養士の役割／安全管理／組織・人事管理／財務管理／施設・設備管理／情報管理／他

栄養科学ファウンデーションシリーズ4　生化学・基礎栄養学
池田彩子・小田裕昭・石原健吾編
B5判　176頁　定価（本体2600円+税）（61654-5）

簡潔かつ要点を押さえた,生化学および基礎栄養学の「教えやすい」教科書。〔内容〕人体の構成／酵素／生体のエネルギーと代謝／糖質,タンパク質,脂質の構造・代謝と栄養／ビタミンの栄養／水と電解質の代謝／消化と吸収・摂食／他

栄養科学ファウンデーションシリーズ5　食品学
和泉秀彦・館　和彦・三宅義明編著
B5判　184頁　定価（本体2700円+税）（61655-2）

簡潔かつ要点を押さえた,食品学の「教えやすい」教科書。〔内容〕人間と食品／食品成分表と食品の分類／食品の主要成分／食品の物性（コロイド,レオロジー,テクスチャー）／食品の表示と規格基準／加工・保蔵と食品成分の変化／他

シリーズ　絵本学講座〈全4巻〉
魅力と可能性をやさしい言葉で伝え,「新しい読みとり」を提示する

絵本学講座1　絵本の表現
中川素子編
A5判　200頁　定価（本体2500円+税）（68501-5）

表現メディアとしての絵本に着目し,「世界認識表現メディア」「インタラクティブ・メディア」「物語るメディア」など様々な角度から解説する。

絵本学講座2　絵本の受容
石井光恵編
A5判　168頁　定価（本体2500円+税）（68502-2）

読み手との相互作用に着目し「コミュニケーション・メディア」「育みのメディア」「仕掛けるメディア」などの側面か

絵本学講座3　絵本と社会
松本　猛編
A5判　208頁　定価（本体2500円+税）（68503-9）

絵本が社会の中でどういう役割を果たしうるか,社会に対して何を訴えかけているか,といった,絵本と社会との関係性を中心に解説する。

絵本学講座4　絵本ワークショップ
中川素子編
A5判　200頁　定価（本体2500円+税）（68504-6）

絵本を主題としたさまざまなワークショップの実例およびアイデア,方法論を多数収載。

絵本の事典

中川素子・吉田新一・石井光恵・佐藤博一編
B5判 672頁 定価（本体15000円＋税）（68022-5）

絵本を様々な角度からとらえ、平易な通覧解説と用語解説の効果的なレイアウトで構成する、"この1冊でわかる"わが国初の絵本学の決定版。〔内容〕絵本とは（総論）／絵本の歴史と発展（イギリス・ドイツ・フランス・アメリカ・ロシア・日本）／絵本と美術（技術・デザイン）／世界の絵本：各国にみる絵本の現況／いろいろな絵本／絵本の視覚表現／絵本のことば／絵本と諸科学／絵本でひろがる世界／資料（文献ガイド・絵本の賞・絵本美術館・絵本原画展・関連団体）／他

シリーズ〈絵本をめぐる活動〉1　絵本ビブリオLOVE

中川素子編
A5判 200頁 定価（本体2500円＋税）（68521-3）

絵本への多様な向かい方や愛し方を、さまざまな年齢、立場の方に語ってもらう。〔内容〕成長の各年代と絵本／家族の愛を育む絵本／人生や心をはげます絵本／仕事のきっかけとなった絵本／自然や文化観がみえる絵本／絵本を愛する視点。

シリーズ〈絵本をめぐる活動〉2　絵本ものがたりFIND

今田由香・大島丈志編
A5判 212頁 定価（本体2500円＋税）（68522-0）

「絵本で物語るとはどういうことか」をコンセプトに、絵本で物語ることの意義と実際の活動について解説・紹介する。〔内容〕子どもが紡ぐ物語／視覚が生み出す物語／ナンセンス絵本と不条理絵本／変形していく物語／絵本と翻訳。

生活科学テキストシリーズ　衣生活学

佐々井啓・大塚美智子編著
B5判 152頁 定価（本体2700円＋税）（60633-1）

生活と密接に関連する「衣」を歴史・科学・美術・経済など多様な面から解説した、大学・短大学生向け概説書。〔内容〕衣服と生活／衣生活の変遷／民族と衣服／衣服の設計と製作／ライフスタイルと衣服／衣服の取り扱い

住まいのデザイン

北村薫子他著
B5判 120頁 定価（本体2300円＋税）（63005-3）

住居学、住生活学、住環境学、インテリア計画など住居系学科で扱う範囲を概説。〔内容〕環境／ライフスタイル／地域生活／災害／住まいの形／集合住宅／人間工学／福祉／設計と表現／住生活の管理／安全と健康／快適性／色彩計画／材料

ダニのはなし —人間との関わり—

島野智之・高久元編
A5判 192頁 定価（本体3000円＋税）（64043-4）

人間生活の周辺に常にいるにもかかわらず、多くの人が正しい知識を持たないままに暮らしているダニ。本書にかかわる多方面の専門家により、正しい情報や知識をわかりやすく、かつある程度網羅的に解説したダニの入門書である。

カビのはなし —ミクロな隣人のサイエンス—

カビ相談センター監修　高鳥浩介・久米田裕子編
A5判 164頁 定価（本体2800円＋税）（64042-7）

生活環境（衣食住）におけるカビの環境被害・健康被害等について、正確な知識を得られるよう平易に解説した、第一人者による初のカビの専門書。〔内容〕食・住・衣のカビ／被害（もの・環境・健康への害）／防ぐ／有用なカビ／共生／コラム

基礎をかためる生物学・生化学

川端輝江ほか著
B5判 112頁 定価（本体2300円＋税）（60022-3）

栄養学・看護学系の学生が生化学や各種栄養学を学習するにあたって、その理解に必要な生物学の基礎知識をまとめたテキスト。〔内容〕生物とは何か／生命の単位＝細胞／細胞から個体へ／遺伝と変異／生化学反応と代謝／内部環境の調節

生活環境学ライブラリー4　食物科学概論（改訂版）

的場輝佳編著
A5判 180頁 定価（本体2900円＋税）（60626-3）

食物科学全般にわたり平易に解説した概説書（初版2003年刊）に、新しい動向を盛り込み改訂。〔内容〕食物と生活環境／食物とからだ／病気・健康と栄養／食物のおいしさ／食物の安全性／加工と保存／消費者／他

生活環境学ライブラリー5　調理科学概論

丸山悦子・山本友江編著
A5判 232頁 定価（本体2900円＋税）（60625-6）

調理に関する現象や食物の構造、技術と科学を融合させた食の理論、食文化にわたる調理科学を平易に解説。〔内容〕調理科学の定義／食物のおいしさと調理／官能検査／調理科学の基礎／調理操作・調理機器／調味料と香辛料

ISBNは978-4-254-を省略　　　　　　　　　　　　　（表示価格は2016年3月現在）

朝倉書店

〒162-8707 東京都新宿区新小川町6-29
電話　直通(03)3260-7631　FAX(03)3260-0180
http://www.asakura.co.jp　eigyo@asakura.co.jp

B 公衆栄養アセスメント

〈表 5.3〉 集団の食事改善を目的として食事摂取基準を活用する場合の基本的事項

目　的	用いる指標	食事摂取状況のアセスメント	食事改善の計画と実施
エネルギー摂取の過不足の評価	体重変化量 BMI	・体重変化量を測定 ・測定されたBMIの分布から，BMIが目標とするBMIの範囲を下回っている，あるいは上回っている者の割合を算出	・BMIが目標とする範囲内に留まっている者の割合を増やすことを目的として計画を立案 （留意点）一定期間をおいて2回以上の評価を行い，その結果に基づいて計画を変更し，実施
栄養素の摂取不足の評価	推定平均必要量 目安量	・測定された摂取量の分布と推定平均必要量から，推定平均必要量を下回る者の割合を算出 ・目安量を用いる場合は，摂取量の中央値と目安量を比較し，不足していないことを確認	・推定平均必要量では，推定平均必要量を下回って摂取している者の集団内における割合をできるだけ少なくするための計画を立案 ・目安量では，摂取量の中央値が目安量付近かそれ以上であれば，その量を維持するための計画を立案 （留意点）摂取量の中央値が目安量を下回っている場合，不足状態にあるかどうかは判断できない
栄養素の過剰摂取の評価	耐容上限量	・測定された摂取量の分布と耐容上限量から，過剰摂取の可能性を有する者の割合を算出	・集団全員の摂取量が耐容上限量未満になるための計画を立案 （留意点）耐容上限量を超えた摂取は避けるべきであり，超えて摂取している者がいることが明らかになった場合は，問題を解決するために速やかに計画を修正，実施
生活習慣病の予防を目的とした評価	目標量	・測定された摂取量の分布と目標量から，目標量の範囲を逸脱する者の割合を算出する．ただし，予防を目的としている生活習慣病が関連する他の栄養関連因子並びに非栄養性の関連因子の存在と程度も測定し，これらを総合的に考慮した上で評価	・摂取量が目標量の範囲内に入る者または近づく者の割合を増やすことを目的とした計画を立案 （留意点）予防を目的としている生活習慣病が関連する他の栄養関連因子並びに非栄養性の関連因子の存在とその程度を明らかにし，これらを総合的に考慮した上で，対象とする栄養素の摂取量の改善の程度を判断．また，生活習慣病の特徴から考え，長い年月にわたって実施可能な改善計画の立案と実施が望ましい

（資料：日本人の食事摂取基準 2015 年版）

学的根拠が得られない場合に，特定の集団の人びとがある一定の栄養状態を維持するのに十分な量である．

⑤ **耐容上限量**（UL：tolerable upper intake level）：　ある母集団に属するほとんどすべての人びとが，健康障害をもたらす危険がないとみなされる習慣的な摂取量の上限を与える量である．

⑥ **目標量**（DG：tentative dietary goal for preventing life-style related diseases）：　生活習慣病の一次予防を目的として，現在の日本人が当面の目標とすべき摂取量である．

2) 日本人の食事摂取基準を集団の食事改善に用いる場合について

食事改善（個人に用いる場合）を目的として食事摂取基準を用いる場合の基本的な考え方については，**表5.2**に示すとおりである．

エネルギー摂取の過不足を評価する場合には，成人の場合，Body Mass Index（BMI，体格指数 kg/m^2）または体重変化量を用いる．測定されたBMIについては，目標とするBMIの範囲内を目安とする．栄養素の摂取不足を評価する場合については，食事調査によって得られた摂取量と推定平均必要量ならびに推奨量から不足の確率を推定する．推奨量付近か推奨量以上であれば不足のリスクはほとんどないと判断される．推定平均必要量以上であるが，推奨量に満たない場合は，推奨量を目指すことが勧められる．推定平均必要量未満の場合は，不足の確率が50%以上であるため，摂取量を増やすことを目的として計画を立案する．目安量を用いる場合は，目安量以上を摂取していれば不足のリスクはほとんどないものと判断される．ただし，

摂取量が目安量未満であっても，目安量の定義から理解されるように，不足のリスクを推定することはできない．

食事改善（集団に用いる場合）を目的として食事摂取基準を用いる場合の基本的な考え方については，**表5.3**に示すとおりである．

集団や地域を対象とした食事改善の「計画」と「実施」を行うためには，まず，食事摂取状況の検証を行い，その結果に基づいて食事改善を計画して実施することが大切である．

エネルギー摂取の過不足を評価する場合には，測定されたBMIが目標とする範囲内にある者（または目標とする範囲外にある者）の割合を算出し，BMIが目標とする範囲内に留まっている者の割合を増やすことを目的として計画を立案する．栄養素の摂取不足を評価する場合については，食事調査によって得られた摂取量の分布を用いる．推定平均必要量が策定されている栄養素については，**確率法**＊または**カットポイント法**＊により，「不足者の人数・割合」を算出する．推定平均必要量では，推定平均必要量を下回って摂取している者の割合をできるだけ少なくするための計画を立案する．目安量では，摂取量の中央値が目安量付近やそれ以上であれば，その量を維持するための計画を立案する．

c 地域観察の方法と活用

コミュニティのニーズを把握するための方法（社会調査法）は，**表5.4**に示したとおりである．実態調査として，「**観察法**」や「**質問法**」などの手法がある．「観察法」は，「**統制観察（実験的観察）**」と「**非統制観察（自然的観察）**」があり，さらに，「非統制観察」には，「**参与観察**」

〈表5.4〉 コミュニティのニーズを把握するための方法（社会調査法）

	調査方法		概　要	利　点	欠　点
実態調査	観察法	統制観察	技術を標準化し，実験室的に一定の操作を加えて特定の要因間の関係を純粋に取り出そうとする方法	定量化が可能	日常の条件下での結果と異なる
		非統制観察 参与観察 非参与観察	刺激をできるだけ避けて，あるがままの形で現象を捉えようとする方法 参与観察：研究者が調査対象の集団の生活にとけ込んで調査 非参与観察：視察・参観などのように部外者として調査	日常の条件下での現象が把握できる	技術の標準化，結果の定量化が難しい 解釈に多くの条件を考慮することが困難
	質問法	自計調査 配票法 （留め置き法） 集合法 郵送法	文書によって質問し，文書で回答してもらう方法 配票法：質問紙を配布し回収してまわる 集合法：被調査者に一堂に集まってもらう 郵送法：郵送で配布回収を行う	時間と費用が少なく効率的，無記名での調査が可能	質問の意味を誤解する場合がある
		他計調査 面接法 電話法 グループディスカッション	口頭で質問し，口頭で回答してもらう方法 面接法：面接での調査 電話法：電話での調査 グループディスカッション等：グループでのインタビュー，ディスカッションを行う	質問の意味を問い返して理解してもらうことができる 調査者やグループの場合は他のメンバーとの相互作用で，本音や新しい意見が出る	調査者によるバイアスがかかる可能性がある 時間と費用がかかる 回答者が特定されてしまう
文献調査（既存資料の活用）			他の目的で収集された既存の統計資料，記録，報告書，論文などを用いる方法	時間と費用がかからない 一般化された質問項目を用いている場合は集団間の比較可能	対象者についての情報に特定できない 知りたい内容が調査，分析されていないことがある

（田中ほか編，2010より一部改変）

B 公衆栄養アセスメント

〈表 5.5〉 公衆栄養アセスメントに活用する既存資料

人口静態統計	出生，転入，死亡，転出の動きを止めた時点の人口構成（性・年齢分布）の断面調査．（例：国勢調査）
人口動態統計	人口の増減にかかる出生・死亡・流産・離婚の変動についての調査．
生命表	人口集団における死亡状況により，平均余命を計算する統計． ① 平均寿命，② 平均余命，③ 健康寿命がある．
傷病調査	●**患者調査**＊：医療施設からみた調査で，推計患者数，総患者数，受療率，平均在院日数がある． ●国民生活基礎調査：国民からみた調査で，世帯，健康（有訴者率，通院者率，健康意識，悩みやストレスの状況），所得，貯蓄． ●感染症発生動向調査・結核発生動向調査：感染症法に基づき発生状況を把握し，適切な対策を講じるもの． ●食中毒統計：食中毒の患者ならびに食中毒死者の発生状況を的確に把握するもの．病因物質別，性・年齢別の患者分布など．
国民健康・栄養調査	国民健康・栄養調査は，健康増進法第 10 条に基づいて厚生労働省が行う全国調査である．
都道府県民健康・栄養調査	国民健康・栄養調査実施時に当該調査に準じて各自治体が調査項目を付け加え実施する調査．
学校保健統計	児童，生徒および幼児の発育および健康状態を明らかにし，学校保健行政上の基礎資料を得るもので，身長，体重，座高ならびに視力，聴力，歯等の疾病異常などについて，幼稚園，小学校，中学校，高等学校および中等教育学校の幼児，児童および生徒への調査．
学校給食実施状況等調査	学校給食の現状と課題を把握し，その改善充実に資するもので，学校給食の実施状況，学校給食費の状況，米飯給食の実施状況および食堂食器具の使用状況などを小学校，中学校および中等教育学校前期課程，特殊教育諸学校，夜間定時制高等学校ならびに幼稚園，共同調理場の状況への調査．
食料需給表	食料自給率，供給栄養量，食料消費行動を把握する調査．
家計調査	国の景気動向の把握，生活保護基準の検討，消費者物価指数の品目選定およびウエイト作成などの基礎資料とするため，家計の収入・支出，貯蓄・負債などを毎月調査したもの．
生活習慣，保健行動に関する調査	●保健福祉動向調査　　●循環器基礎疾患調査　　●喫煙と健康問題に関する実態調査
保健・衛生行政業務報告（衛生行政業務報告例）	衛生関係諸法規の施行に伴う各都道府県，指定都市および中核市における衛生行政の実態を把握し，衛生行政運営の基礎資料とするもの．精神障害者申請通報届出数，入院形態別患者数等，精神保健福祉センターにおける相談数，栄養関係，食品衛生関係，生活衛生関係，母体保護関係，特定疾患（難病）関係の特定疾患医療受給者証所持者数，特定疾患登録者証所持者数，薬事関係などがある．

と「**非参与観察**」がある．「統制観察」とは，技術を標準化し，事前に観察手続きを規定して行う方法で，設計された観察調査票に記入を行う．「参与観察」では，調査者自身が対象集団の一員となり，生活をともにしながら，内部から集団を観察する．「非参与観察」では，調査者が部外者として，視察・参観などの調査を行う方法である．

d 質問調査の方法と活用（質問紙法，面接法，電話調査法）

コミュニティのニーズを把握するための方法（社会調査法）のなかで，「質問法」には，**自計調査（自計申告方式）**と**他計調査（他計申告方式）**がある（**表 5.4**）．自計調査とは，対象者に調査票へ記入してもらう調査方式をいい，他計調査とは，調査員が対象者に面接などをして，回答を聞き取り調査票に記入する調査方式のことである．さらに，自計調査には，**配票法**（留め置き法），**集合法**，**郵送法**などがある．一方，他計調査では，**面接法**，**電話法**，グループディスカッションなどがある．

1) 質問紙法

① **配票法（留め置き法）**：　調査員が対象者を訪問して調査票を配布し，一定期間内の記入を依頼し，調査員が回収する．一般に回収率は高いが，家族や周囲による影響を受ける可能性がある．

② **集合法**：　特定の場所に対象者に集まってもらい，調査票を配布し，調査員が説明し，その場で回答を記入してもらい，回収する．一般に回収率は高いが，調査員や会場内の集団の雰囲気などにより影響される可能性がある．面接法に比べ，回答者が特定されにくい．

③ **郵送法**：　郵送で，対象者へ調査票と返送用封筒を送り，一定期日までに返送してもらう．無記名にするとプライベートな質問などの回答が得られやすいが，一般的に回収率は低い．家族や周囲による影響を受ける可能性がある．

2）面接法

調査員が対象者と面接し，調査票にそって質問紙回答を記入する．一般に回収率は高いが，時間や費用がかかり，面接する調査員による影響を受けやすい．

3）電話法

調査員が対象者の世帯に電話し，対象者を確認し同意を得たうえで，調査票に従い質問して回答を得る．短期間でその時点の意識や意見を集めるのに適している．質問数が限られ，複雑な内容の質問はしにくい．調査員による影響を受ける可能性がある．

e　既存資料の活用の方法と留意点

既存資料として，健康，疾病，行動に関わる統計資料（**表5.5**）を活用する．

f　健康・栄養情報の収集と管理

公衆栄養アセスメントでは，地域や集団における人びとの健康・栄養状態や社会・生活環境の特徴を把握するために，既存の資料を収集するだけでなく，さまざまな社会調査を実施することがある．調査研究などを実施する場合は，対象者の個人の尊厳と人権を守り円滑に研究を進めるために定められた，「**人を対象とする医学系研究に関する倫理指針***」（平成26年，文部科学省，厚生労働省）に従い，倫理審査委員会の承認を得ることなどが必要である．

また，既存の資料を収集して活用する場合は，得られた情報の出典を明示し，著作権などの知的所有権を保護し，権利の侵害が行われないように適正な管理を行う．

近年では，健康・栄養情報の収集のためにインターネットを活用することにより，簡便に最新のデータを得ることが可能である（巻末の参考書および健康・栄養関連情報を参照）．利用する際は，公的機関や信頼できる情報源を選択し，科学的根拠を確認して誤った情報に惑わされないように十分注意する．また，個人情報の保護にも配慮し，コンピュータウイルスに対するセキュリティの確保を行う．

C　公衆栄養プログラムの目標設定

公衆栄養プログラムの「目的」は，健康寿命の延伸，QOLの向上にある．公衆栄養活動で設定される「目標」は，「目的」を数値化した指標であり，定めた期間内に達成すべき計画がめざすものである．また，その計画が取り組む基本的方向性は，すべての関係者や住民に明らかにされ，関係者間で共有化することが重要である．

「目標」設定の手順としては，現状を明らかにするために公衆栄養アセスメントの結果評価を行い，改善課題の抽出を行う．その際，多数の課題が抽出された場合には，重要性を評価し，優先順位の検討を行う．加えて，明らかに改善困難な課題は取り上げないなどの点を留意する．こうしたプロセスを経て，絞り込まれた課題の解決に向けて，エビデンスに基づいた具体的な目標を設定する．基本計画と関連計画の重要指標・目的の関連性を，**図5.3**に示す．

a　公衆栄養アセスメント結果の評価

公衆栄養アセスメントの結果を評価する際には，アセスメントから得られた食生活や健康に関する問題点が，地域や職域などの対象集団に，どのように分布しているかを可視化することが必要である．そのうえで，課題要因を的確に読み取ることが，健康レベルを向上させる戦略

C 公衆栄養プログラムの目標設定

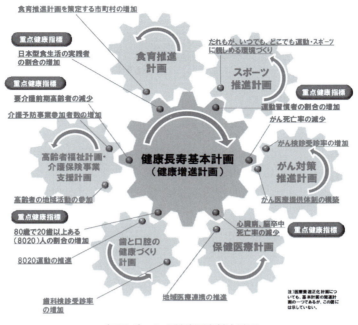

〈図 5.3〉 なら健康長寿基本計画
（平成 25 年 7 月奈良県 P8）

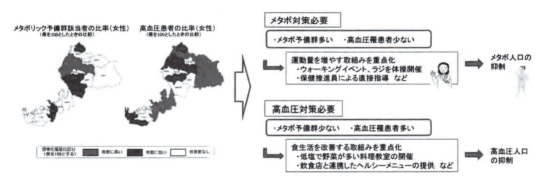

〈図 5.4〉 データに基づく健康課題の分析例（福井県）

（資料：健康日本 21（第二次）地方計画推進のために―地方自治体による効果的な健康施策展開のための既存データ（特定健診データ等）活用の手引き，(2013)），p.55

を立てるために重要となる．

　福井県では，特定健診データと医療費レセプトデータを個人ベースで接合したデータベースを構築し，平成 24 年度から「わがまち健康づくり推進プロジェクト」（地域健康度診断システム）を開始し，市町ごとに健康度分析を行い，健康課題の分析と健康づくり対策の立案・評価を実施している（**図 5.4**）．

b　改善課題の抽出

　収集した情報の解析を行い，対象集団の食生活や健康に関する問題を明らかにすることで，改善課題を抽出する．従来，生活習慣の状況把握には，アンケート調査の実施が必要であったが，2008 年にスタートした特定健診「標準的な質問票」により，形式をそろえたデータが取得可能である．ただし，健診受診者の必須項目ではないことからデータ数，偏りに留意が必要と

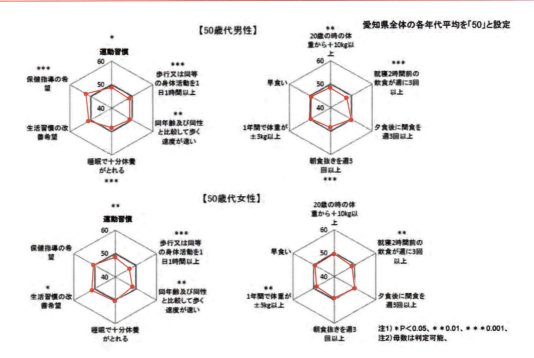

〈図5.5〉 健診受診者（50歳代）の生活習慣（愛知県, 平成22年特定健診データ分析）
（資料：健康日本21（第二次）地方計画推進のために―地方自治体による効果的な健康施策展開のための既存データ（特定健診データ等）活用の手引き, 2013, p.45）

なる．図5.5は，愛知県内のある自治体（赤色の線）が栄養・食生活，身体活動・運動，休養などについて，県全体の平均値（灰色の線）と比較を行い，改善課題と各目標値の検討を行っている．この自治体では男女とも県平均より歩行習慣が少ない傾向があることがわかり，対策を進めることになった．

なお，プリシード・プロシードモデルを活用する場合は，第1段階の社会診断，第2段階の疫学診断の結果を用い，課題を選定する．その後，選定された課題を分類し，優先順位をつけ絞り込んでいく．詳細は**図5.2**（p.79）を参照．

c 改善課題に基づく改善目標の設定

地域における健康・栄養課題をどのように解決していくかという観点から具体的な目標を設定する．そのためには，抽出された課題を実現可能なレベルと比較し，現在の水準と，10年後に目標とする水準との格差をどのようになくすか，望ましい水準となるためには何をなすべきかの検討を行う．**表5.5**に目標値の種類をレベルにより示した．なお，これら7種類の目標は，3つの評価レベル（行政が達成すべき「**ノルマとしての指標**」，もたらされた効果をモニターするための「**モニタリング指標**」，最終的に達成するべき「**アウトカム指標**」）に分類される．

また目標は，評価（測定・観察したことをなんらかの基準や標準と比較し，検討すること）を前提に設定することが必要なため，数値で表すことが薦められている．健康日本21や食育推進計画においても目標が数値化されたことにより，計画の推進がどの程度図られたかについての評価が可能となっている（**表5.5，図5.6**参照．また，第2次食育推進基本計画の目標値・現状値については3章Fを参照）．さらに，計画の効果などがわかりやすい，計画に参加する国民，保険者，関係団体などへの動機付けを可能にし，国民運動として推進する原動力となる，

C 公衆栄養プログラムの目標設定

〈表5.5〉 目標値の種類と評価レベル

目標値のレベル	目標値	評価指標
QOLの目標	生活満足度，生きがい	アウトカム指標
健康の目標	健康寿命，死亡率，罹患率，有病率，主観的な健康度	
生活習慣や保健行動の目標	生活習慣の実態，健診の受診率，受療行動など	モニタリング指標
学習の目標	知識の普及率，健康的な生活習慣を実践するための技術の普及率	
組織・資源・環境の目標	家族や周囲のサポート，住民組織などの活動状況，社会資源へのアクセス	ノルマとしての指標
保健事業量の目標	普及啓発事業の回数，訪問や相談の件数	
基盤整備の目標	マンパワーや施設の整備，協議会などの有無	

（藤内修二，岩室紳也，2004を一部改変）

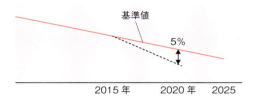

〈図5.6〉 基準値と目標値の関係
（星，2001より一部改変）

対策へのフィードバックが図られる，などの利点がある．

目標は，改善すべき課題の現状値（基準値・ベースライン値）に対して，5年後，10年後の具体的な目標値を設定する．その際，目標値の設定根拠を可能な限り，明解にする必要がある．

1）基準値（現状値）の設定

基準値を設定するためには，地域の現在の状況を把握する必要がある．現在の状況を把握するためには，テーマに応じた新たな疫学調査などを実施する．調査から得られた結果を既存の資料と比較し，問題となる数値を用い基準値を決定する．新たに調査を実施することが，時間的，人員的，経済的に不可能な場合は，既存の統計資料を活用する．現状把握の情報源として使用される資料には，国民健康・栄養調査，人口動態統計，国民生活基礎調査，患者調査，受療行動調査，保健福祉動向調査，学校保健統計などがある．

2）予測値（理想値）の設定

予測値は，疫学的な因果関係に基づく値である．予測値を設定するためには，調査研究の実施，既存の資料などの経年的な変化，公衆栄養プログラム実施による効果の推測値などを用いる．

3）目標値の設定

目標値は対象集団の特性を考慮し，健康・栄養問題の改善の可能性，目標達成の可能性などを検討する．さらに，対象集団の健康・栄養問題とその阻害要因や保健サービスの提供状況などの実態を把握する．これらの結果を基準値と比較し，実施の可能性を総合的に評価し，目標値を設定する．

科学的な根拠に基づき設定できる数値目標は多くはないが，目標値の設定根拠は可能な限り明確にする必要がある．図5.6に基準値と目標値の関係を示す．

d 短期・中期・長期の目標設定の目的と相互の関連

健康状態やQOLは変化に長期間を要するのでこれらの指標の実現を目的とする公衆栄養プ

〈表 5.6〉 目標の種類と指標

種類 (期間)	短期目標 (1～3 年)	中期目標 (3～10 年)	長期目標 (10～20 年)
目的	達成しやすい改善	日常的な習慣への定着	最終的な結果
指標例	身体所見・行動・知識 意識	健診受診率・受療行動 生活習慣・栄養状態	健康寿命・QOL・死亡率 罹患率・有病率
計画	プログラム		政策

※比較的大きな集団が対象の場合，短期目標の指標は中・長期目標の指標として利用が可能
((社) 全国栄養士養成施設協会．(社) 日本栄養士会監修．管理栄養士国家試験教科研究会編，2009 より一部改変)

ログラムは年単位の時間を有する．そのため，健康寿命の延伸など実現までに長期間を要する長期目標は一定期間に実現したい指標である中期目標を設定し，さらに比較的短期間で評価可能な短期目標を設定しプログラムを継続することが望ましい．目標の種類と指標を表 5.6 に示す．

1) 短期目標

短期目標は 1～2 年で評価できる目標であり，経過評価の指標となる．対象者が取り組みやすく達成しやすい改善目標を設定する．具体的な数値を用いプログラムの実施状況を評価する．

2) 中期目標

中期目標は 3～10 年で評価できる目標であり，影響評価の指標となる．短期目標で達成された改善を日常習慣として定着させることを目的とする目標である．地域や職域といった比較的大きな集団を対象としてプログラムの実施による影響を評価する目標である．

3) 長期目標

長期目標は 10～20 年で評価する目標であり，結果評価の指標となる．健康および QOL の向上など最終結果を目的とする．短期目標，中期目標達成の確認後，次の公衆栄養プログラムにおける生活習慣の改善を目的として設定する目標である．

e 目標設定の優先順位

時間，人的資源，物的資源，予算など利用可能な社会資源には限界がある．目標設定にあたり，現状を明らかにし，問題解決を阻害している疾患や障害などの因子を明らかにする必要がある．問題点が複数発見された場合は，どの問題点が重要かを検討し，優先順位をつけ絞り込む作業が必要となる．

優先度の検討においては，抽出された課題が住民の健康と QOL の向上にどのように関わっているのかという視点で，総合的に優先性の検討を行うことが必要である．選択しようとする健康・栄養問題の解決のためにどのような公衆栄養活動ができるかの検討を重ねる．さらに，優先性を決定する際には，

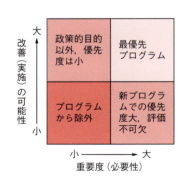

〈図 5.7〉 因子の優先順位決定マトリクス
(ローレンス・W・グリーン，マーシャル・W・クロイター，神馬征峰ほか訳，1997 より一部改変)

課題の「必要性」または「重要度」「緊急性」「改善（実施）の可能性」を基準に検討する（図 5.7）．課題の「必要性」または「重要度」では，多くの対象者が課題の解決を必要としているか，課題解決の緊急性が高いかが指標となる．改善の可能性では，科学的な解決策があるか，運営面および政策面のアセスメントから社会資源が整えられるか，予算的に対応が可能か，継

続性があるかといった観点から，判定を行う．

「重要度」が大きく，実現の可能性の高いものほど，最優先の目標となる．「重要度」は，QOLや健康指標への影響が大きく，改善を必要とする対象者が多いほど高い．抽出された健康・栄養問題に改善の可能性が望めないもの，または100％改善が期待できるものは，目標として除外される．改善の可能性80％程度のものを目標として取り上げることが必要である．

D 公衆栄養プログラムの計画，実施，評価

公衆栄養活動は，地域や職域を基盤とした栄養・食生活の課題への組織的な取り組みであり，データの収集・分析によって明らかになった健康・栄養課題について，解決に向けた計画を策定し，実施し，その結果を評価して次の計画につなげるというマネジメントサイクルに基づき展開する．

a 地域社会資源の把握と管理

公衆栄養プログラムにおける地域社会資源とは，プログラムを推進するための組織・集団・施設・人々のことを指す（**表5.7**）．公衆栄養活動では，**ヘルスプロモーション***の理念に基づき，広く行政組織内外の社会資源と連携・協働*を図ることが不可欠である．地域の健康課題に関わることのできる人はだれか，活用できる物的資源はどれだけあるのかを把握し，日ごろから関係機関や関係者との連絡を密にし，設置状況や活動状況などの情報を共有する体制を確保する．

また，近年求められている**ソーシャルキャピタル***を活用した健康な地域づくりの視点からは，ソーシャルキャピタルの活用の核となる人材の発掘および育成を行うとともに，学校や企業などとの仲立ちとなる人材の確保についても計画的に取り組むことが必要である．

b 運営面・政策面のアセスメント

1) 運営面のアセスメント

プログラムの計画策定にあたっては，プログラムを実施するために必要な資源（時間・人的

〈表5.7〉 地域の社会資源把握の視点

(1) 保健医療福祉施設の設置状況（数・場所など）および活動状況 　保健所，市町村保健センター，健康科学センター，病院・診療所，薬局，地域包括支援センター，老人福祉施設，児童福祉施設など
(2) 運動・スポーツ施設の設置状況（数・場所など）および活動状況 　スポーツクラブ，フィットネスクラブ，運動場，体育館，運動ができる公園・遊歩道，その他の運動施設
(3) 健康づくりに活用できる施設など 　(2) 以外でウォーキングや体操のできる場 　健康学習などの社会参加のできる場：老人福祉センター，銭湯，温泉，美容院，駅など，地域住民が集まる施設：公民館，コミュニティセンター
(4) 学校など 　大学・短大・専門学校，小・中・高など学校，保育園・幼稚園
(5) マスコミなど 　新聞社，テレビ・ラジオ局（支局・地方局），CATV，ミニコミ誌
(6) 関係機関・団体 　医師会などの専門家団体，国保連合会，健康保険組合，食生活改善推進員，PTA，食品衛生協会，商店街，商工会議所，農協，漁協，婦人会・老人クラブ，社会福祉協議会
(7) 各種マンパワー 　健康教育の講師となる人材，運動指導員となる人材，医師・歯科医師・薬剤師・保健師・看護師・栄養士・歯科衛生士・理学療法士・作業療法士などの活用状況

（厚生省，（財）健康・体力づくり事業財団，2000を一部改編）

資源・予算）と利用可能な資源のアセスメントを行う．① 目的を達成するのに必要なプログラムの時間量を推定し，実際に実施可能な状況と照合して使える時間の確認を行う．時間は使いたいだけ使えるものでもない．また，その他の資源の利用や費用にも影響を及ぼす．② プログラムの実施に必要な人的資源は，月別・週別・実施日別に職種や人数を確認する．人員が不足する場合は確保の手立てを考えるが，場合によっては計画を変更する必要もある．③ 予算は，人件費，教材費，備品購入費，設備・施設使用料，広報費，交通費などのさまざまな必要経費を積算して見積り，その予算を確保する．多くの場合，予算のなかで人件費の占める割合が最も大きく，また制約の大きい項目でもある．その他，目標が極端に高すぎたり，運営スタッフが不慣れであったり，参加者への情報提供が不十分であると実施の障害となるので，計画の段階でできるだけ障害の要因を取り除き，プログラムの成果が最大限に得られるようにする．

2) 政策面のアセスメント

わが国の公衆栄養プログラムは，国や地方自治体の行政サービスの一環として進められるのが一般的であり，その体系は，国（厚生労働省）―都道府県（健康増進課・栄養係など）―保健所―市町村（健康づくり課・係）と一貫している．計画を策定するにあたっては，国や地方自治体の政策*や関係法規に合致しているか，現行の関連計画，各種保健事業，既存公衆栄養プログラムとの調整を図る政策面のアセスメントが必要となる．

① 政策・法規・行政機関との調整

国や地方自治体では，保健・医療・介護・福祉・教育に関するさまざまな政策が実施され，互いに関連することも多い．そのため，策定される計画がそれらと一貫性が取れているかを分析し，関係している行政機関や関係部局との調整を図る．また，行政が行う活動は，根拠となる法律に基づいて実施される．栄養行政に関連する法規には，健康増進法，地域保健法，高齢者の医療の確保に関する法律，介護保険法，食育基本法，母子保健法，栄養士法，食品衛生法などがある．プログラムを計画し，実施する前にこれらの法規との整合性が取れているか十分に確認し，必要があれば計画を修正する．

② 現行関連計画，各種制度による保健事業，既存公衆栄養プログラムとの調整

公衆栄養プログラムに関連のあるわが国の現行計画には，健康日本21，健やか親子21，食育推進基本計画などがあり，各自治体では，地方特性や地域の実情に応じた健康増進計画，食育推進計画，母子保健計画，高齢者保健福祉計画などを策定している．計画の策定にあたっては，関連計画と整合性が取れるように調整する．また，公衆栄養プログラムは，保健事業の一環として行われることが多く，地域全体の健康づくりのためにも，各種制度による保健事業と連携して実施することは効率的かつ効果的である．新規に公衆栄養プログラム計画を策定する場合には，既存のプログラムとの調整を図り，内容に重複や相反するものがないか確認する必要がある．

c 計画策定

計画の策定にあたっては，ヘルスプロモーションの理念に基づき，個人を取り巻く社会全体が連携・協働して健康づくりに取り組む体制の構築に努める．計画は，策定のための委員会や作業部会を設置し，公衆栄養の専門家ばかりでなく，保健，医療，介護，福祉，教育などの関連分野の専門家や関係機関の職員および団体，地域住民の代表とともに策定する．さまざまな職種の協力を得ることで，多角的な視点をもったアプローチを行うことができるとともに，複数の機関が協働して行うことにより，収集した情報を共有し，足並みを揃えた活動を行うことができる．

科学的根拠に基づいた地域のアセスメント結果から、地域において共通する課題や目標を共有し、地域住民のニーズを把握して計画に反映させる。計画の実施状況や各目標の達成状況について、いつ、どのように把握し、評価するかをあらかじめ決めておく。さらに、関係者や地域住民に広く公表することを通じて、地域の健康課題とその解決に向けた目的・目標の共有化を図る必要がある。たとえば、健康増進法に基づく市町村の健康増進計画を策定する際には、公募市民を含む協議会を設置し、行政機関が作成した計画案について、専門家をはじめとする関係者や住民の代表の意見を聞きながら議論し、さらに**パブリックコメント***により広く住民から意見を募ったり、意見交換会を開催したりして、それらの意見を考慮したものとする。

プログラム計画策定のポイントとしては、①目標設定に対する計画案が科学的で明確であること（目標の明確性）、②対象集団の構成員（住民など）の多くが必要と感じていること（必要性）、③課題の緊急性・重要性が高いこと（緊急性・重要性）、④活動の継続性が期待できること（継続性）、⑤計画策定メンバーの協力体制が確保できること（実施可能性）などがあげられる。

d 住民参加

住民参加とは、住民が政策などの立案から決定段階に主体的に参加し、意思決定に関わることをいう。住民と専門職、関係機関などが対等な関係で**パートナーシップ***を築き、公衆栄養マネジメントのすべての段階を住民参加により進めることが求められる。なぜならば、地域の人々は、その地域に暮らし、生活に関する知識や生活の仕方を知っている生活の専門家である。計画を作成する段階から住民の自主的・主体的な参加を促すことにより、地域に特有な健康や食生活に関する課題を早期に把握することも可能である。さらに、住民のニーズを計画に取り込むことによって、地域住民にとって満足度が高い計画づくりを行うことができる。また、専門家や関係機関とのコミュニケーションを通して、住民の知識向上を図るといった効果も期待できる。このように、地域の諸問題について、住民自らがその地域にある資源を活用して解決していく過程で住民の組織化を進めていくことをコミュニティオーガニゼーションという。たとえば、市町村などの計画に基づくボランティア組織活動の形で、住民による見守り活動や会食会が開催されている。また、サロン（コラム参照）の参加者の食事の偏りへの気づきから配食サービスを始めるというように、地域の課題やニーズに柔軟かつ迅速に対応した主体的な活動が展開されている。コミュニティオーガニゼーションは、地域の保健福祉活動の連携を図るためのネットワークや健康づくり運動の推進において重要な役割を担う。

住民参加の視点を取り入れた計画策定のアプローチには、課題解決型と目的設定型の2つの方法がある（**表5.8**）。実行可能なアプローチを採用し、欠点を補う工夫が大切である。

コラム　サロン

少子高齢化社会における地域政策として、全国社会福祉協議会を中心に「ふれあい・いきいきサロン」事業が取り組まれている。地域を拠点に、住民である当事者とボランティアとが協働で企画をし、内容を決め、ともに運営していく楽しい仲間づくりの活動として、その開催を提唱している。なかでも地域の高齢者を対象としたサロンは、介護予防重視システムへの転換を機に、自立生活の持続を支援する高齢者福祉政策として位置づけられ、地域の交流の場となっている。

〈表 5.8〉 住民参加の視点を採用した計画策定のアプローチ

	課題解決型アプローチ	目的設定型アプローチ
方法	専門家が考える ↓ 理想の姿 ↓ 現状把握 ↓ 課題の明確化　←目的の共有 ↓　　　　　　　　　（住民参加） 計画策定 (plan)	皆で考える　←目的の共有 ↓　　　　　　　（住民参加） 理想の姿 ↓ 現状把握 ↓ 課題の明確化 ↓ 計画策定 (plan)
利点	・実現可能な計画が策定できる ・比較的短時間で策定可能 ・関係者間の調整が容易 ・統計データに基づいた戦略策定が容易	・目的の共有化が図りやすい ・住民が「目的」の議論に参加できる
欠点	・専門家まかせになりやすい ・目的を意識した議論が少ない	・住民に高い意識が必要 ・事務局に一定以上の能力が要求される ・比較的時間がかかる ・関係者間の調整が困難 ・実現困難な計画になる場合がある

(厚生省,(財)健康・体力づくり事業財団, 2000 を一部改変)

e　プログラムに関連する関係者・機関の役割

　公衆栄養プログラムの実施においては，実施主体となる保健所・保健センターなどの行政機関のほかに，さまざまな関係者・機関が参加して行われる．平成25（2013）年の「地域における行政栄養士による健康づくり及び栄養・食生活の改善の基本指針（厚生労働省健が発 0329 第 4 号）」の通知に，行政栄養士（都道府県，保健所設置市および特別区，市町村）の担うべき業務が示されている（参考資料参照）．新しい公共性の概念のもと，各機関や団体などの取り組みをそれぞれ補完しあうなど，専門職種間だけではなく，地域の自治会・町内会，ボランティア，一般企業や NPO などの自発的な取り組みと協働する役割が期待されている．

① 保健所

　公衆栄養プログラムの行政側の中心を担い，管内市町村の地域保健に関する広域的・専門的サービスを提供し，市町村を技術的に支援する．公衆栄養活動は，保健所に勤務する管理栄養士・栄養士が中心となって行われ，栄養指導業務のうちとくに専門的な知識および技術を必要とする栄養指導と特定給食施設への助言・指導を行う．

② 市町村保健センター

　地域住民に身近な対人保健サービスを包括的に担い，健康づくり，生活習慣病予防，介護予防，母子保健事業などを行っている．平成 24（2012）年に告示された「地域保健対策の推進に関する基本的な指針（厚労省告示第 464 号）」では，市町村保健センターの運営に当たっては，地域の NPO，民間団体などに係るソーシャルキャピタルを活用した事業の展開に努めることが追加された．職員は，保健師，管理栄養士・栄養士，歯科衛生士，事務職などで構成される．

③ 保健医療従事者

　保健医療の専門家としては，医師，歯科医師，薬剤師，保健師，看護師，助産師，管理栄養士，栄養士，理学療法士，作業療法士，技能訓練士，義肢装具士，健康運動指導士，介護支援専門員，食品衛生監視員などがあげられ，大部分は法的に資格・業務が定められている．医療施設，薬局，行政機関などさまざまな場で働いており，地域住民への健康・医療に関する助言，

医療処置・指導，栄養改善の経過観察などを行う．健康・栄養の専門家の意見や助言は，公衆栄養活動において貴重な指針となり得る．

④ ボランティア

自発的・主体的な意思によって地域の問題解決や必要とされている活動を提供している組織としてボランティア組織がある．**食生活改善推進員（ヘルスメイト）** *は，市町村による養成事業の修了者で，自らの意思により会員となりボランティア団体として地域の健康づくりや食生活改善，生活習慣病予防，食育などの事業を推進している．市町村に協議会をもち，都道府県組織や全国組織があり，自身の資質を高めるための活動と地域における自主的な活動を展開しており，公衆栄養活動の実施に不可欠な担い手である．**健康づくり支援者（ヘルスサポーター）** *は，中学生から高齢者まですべての住民が自分の健康指標に基づき自己実現を目指す活動として，食生活改善推進員が育成し，健康づくりを進めている．

⑤ 民間企業，関係団体，非営利団体（NPO）

行政機関に限らず，広い視点で民間企業，関連団体，非営利団体（NPO）などと連携を図り，効率的に活動を進める．民間企業は，公衆栄養活動への協賛，共同研究，さまざまな食品の提供，事業所における特定給食施設での栄養情報提供など実施している．専門関係の団体としては，医師会，看護師会，薬剤師会，教育委員会，日本栄養士会，健康・体力づくり事業財団，日本食生活協会などがある．実施する公衆栄養活動の内容に合わせて，連携・協力を検討する．NPOは，ある特定の目的をもって組織された団体であり，行政や企業では対応できないさまざまな分野で住民の多様化したニーズに応える活動を積極的に行っている．

f 評価の意義と方法

近年の厳しい財政状況を反映して，自治体をはじめとした公的な活動において，評価が求められるようになっている．税や保険料などの資金を投入してなんらかの施策を実施する際には，その資金に見合った成果が得られることが前提となる．したがって，効率的で質の高い行政サービスを実現し，施策を実施したのちには，住民の視点に立って成果を確認し，目的・目標を達成できたかどうかについての適切な評価と客観的な判断が求められる．評価には，説明責任のための評価，プログラムの有効性を検証するための評価，改善のための評価，優劣をつけるための評価などの目的がある．計画策定から評価に至る一連の過程において，目的・目標の達成度，それにかかった費用や時間，人的資源なども含め，効率や効果だけでなく，しくみや制度などの構造的な面など，幅広い側面から検討する必要がある．

公衆栄養プログラムの評価は，マネジメントサイクルのアセスメント，計画，実施，評価の各段階について行う．アセスメントから目標設定，計画の立案までが適切に行われたかどうかを検討する企画評価，実行段階における諸活動についての検討を行う経過評価，プログラム終了後に行う影響評価，結果評価，経済評価およびプログラム全体についての総合評価に大別される（**図5.8**）．それぞれの段階における評価の種類と内容を**表5.9**に示す．プログラムの企画立案，計画策定の段階において，どのような手

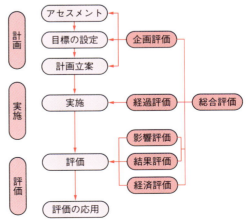

〈**図5.8**〉 公衆栄養プログラム評価の種類と流れ

⟨表5.9⟩ 評価の種類とその内容

評価	内容
企画評価 （計画段階に関する評価）	① 対象地域や集団のアセスメントが適切であるか ② 問題点の優先順位の決定は適切であるか ③ 設定した目標は適切であるか ④ 対象者の設定や実施方法は適切であるか ⑤ プログラム実施のための人材は確保されているか ⑥ 関係機関や関係者との連携はとれているか ⑦ 評価指標は適切であるか
経過評価 （実施プロセスに関する評価）	① プログラムは計画どおりに実行されているか ② 利用状況はどうか（開催回数，参加者数，脱落者数） ③ 参加者の反応はどうか（知識の向上や満足度，理解度） ④ スタッフのプログラム指導者としての調整能力・指導力はどうか ⑤ 計画された社会資源は有効に活用されているか ⑥ 地域社会の反応，プログラムの受け入れ状況はどうか
影響評価 （短期的な効果に対する評価）	① 対象者の意識や態度，技能，行動は変化したか ② 対象者に影響を及ぼす対象者の所属する組織の反応は変化したか ③ 周囲の理解度は変化したか ④ 社会資源の利用度は変化したか
結果評価 （長期的な効果に対する評価）	① 疾病の罹患率，有病率，死亡率など健康指標は改善したか ② 客観的および主観的な健康度は改善したか ③ QOLを評価するための指標は改善したか
経済評価 （経済面からの結果の評価）	① 費用効果分析：一単位の効果を得るために必要な費用を比較検討 ② 費用便益分析：プログラムに要した費用と成果をともに金額に換算
総合評価	各段階の評価を多面的に総合的に行うプログラム全体の評価

法やデザインを用いて，どのような項目をいつ評価するのかを事前に検討し，そのためのモニタリングシステムを構築しておく必要がある．得られた情報の妥当性は，評価のデザインに左右されるので，妥当性の高い評価を行うには，それにふさわしい評価デザインを選択する．公衆栄養プログラムは集団が対象となるので，評価のデザインは，疫学研究で分類される研究デザインと同様に，測定の回数，対照群（コントロール）の有無，無作為割り付けの有無などによって決まる．計画の段階からどのデザインで評価するのかを考慮しておく．代表的な手法は，①無作為化比較試験，②症例対照研究の応用，③コホート研究の応用，④介入前後の比較，⑤事例評価（個別評価）がある．各々の短所，長所を考慮し，信頼性の高いものを選ぶ．

　評価結果やその分析を各段階にフィードバックし，プログラムの見直しや修正に反映させることで，より効果のある公衆栄養プログラムとすることが重要である．公衆栄養プログラムの評価結果は報告書としてまとめて公表することにより，次の公衆栄養プログラムの資料として活用するとともに，地域住民のプログラムへの関心や理解を深め，プログラムに携わったスタッフや参加者の技術や意欲向上に役立てる．

g　評価の実際

　これまで述べてきたように，健康づくり施策では，国の基本方針に基づき，それぞれの地域の社会資源などの実情を踏まえ，都道府県健康増進計画および市町村健康増進計画を策定・実施している．国，都道府県，市町村の役割はそれぞれ異なるが，いずれも，計画の策定時に設定した目標および指標に対しての達成度を計画策定時と同様の手法を用いて収集・把握する．たとえば，健康日本21（2000～2012年）では，当初，9つの分野で70項目の目標が設定された．2011年に公表された最終評価の現状と課題を受けて，平成25（2013）年度からの健康日本21（第二次）が策定され具体的目標が設定された．主要な項目については，継続的に数値の推移などの調査および分析を行うとともに，5年後を目途にすべての目標について中間評価，10年後

を目途に最終評価を実施する．目標を達成するための諸活動の成果を適切に評価し，その後の健康増進の取り組みに反映することが計画策定時に定められ進められている．

また，地域における健康づくりや公衆栄養関連の事業は，健康増進計画を踏まえて策定する事業計画により展開される．その際，目的・目標を達成するために事業が適切に企画され，推進期間中に的確に遂行できるように経年的に管理する必要がある．実施事業については，マネジメントサイクルに基づき企画，経過，影響，結果評価を行う．また，数多くある事業のなかで予算を確保し，貴重な財源を効率的に活用していくうえで，実施した事業の有効性を経済的に評価する必要がある．費用効果分析は，複数のプログラムを実施した際に，ある1単位の効果を得るために必要な費用が各プログラムでどの程度異なるのかを比較するものである．たとえば，減量教室の場合，効果としてその減量プログラムの開始前と開始後の体重の差を用いるとすると，費用効果分析の指標は体重1 kgを減らすのに必要な費用で表すことができる．また，まったく種類の異なったプログラムの比較には，費用便益分析を用いる．事業に要した費用とその結果をともに金額で評価し分析することで，指標が異なるプログラム間の比較をすることができる．プログラムを実施したことによる医療経済効果が明らかになれば，より積極的に事業を推進することができる．そして，これらの事業評価結果がフィードバックされると，よりよい事業が開発され，その蓄積が健康増進計画に広く汎用されることとなる．

コラム　プログラムの評価方法はどうやって決めるのか

評価したいプログラムの効果だけをできるだけ正しく検証するために重要なポイントは，① 事前事後測定，② 対照群の設定，③ 無作為割付の3点である．それぞれのポイントが欠落すると科学的妥当性に支障が生じ，結果の信頼性が下がる．一方で，保健事業は法的，倫理的な理由によって，上記のようなポイントをおさえた評価が難しい場合もある．現実的な制約条件のもとで，科学的妥当性を考慮しつつ最善の評価方法を用い，結果の解釈に配慮することが重要になる．

① 事前事後測定：　評価したいプログラムの効果は，介入の前後で比較することにより明らかになる．事前測定をせずに介入後のみを測定する方法を**事例評価**（症例報告や症例集積研究）と呼ぶ．この評価の集積はプログラム改善などに役立つ場合があるが，プログラムの効果を評価するためのエビデンスとしては不十分である．一方，**介入前後の比較**は変化を測定できる簡便な方法ではあるが，対照群を設定しない場合は選択バイアスと交絡の制御ができないため，結果の信頼性が低くなる．

② 対照群（コントロール）の設定：　プログラムの評価では，対照群の設定によって，交絡や選択バイアスの制御や平均への回帰（偶然の一つで，1回目の測定結果が偏っていた対象について，2回目の測定をすると平均値が1回目よりも1回目全体の平均値に近くなるという統計学的な現象．たとえば，血圧が高い集団を2回目の測定結果は必ず低くなる．）の影響を排除することができる．

対照群の設定の際，無作為化割付ができない場合は，マッチング（交絡の可能性のある要因をあらかじめマッチさせた個体を比較群に選ぶ）や，異なる空間（別の市町村など）・時間（時期の差を利用）による対照群の設定などの方法を用いて，効果を評価することは可能である（**無作為割付でない比較試験**）．ただし，すべての要因の影響がマッチングできない，空間や時間の相違によって対象者の特性が異なっている可能性があるが，まったく対照群を設定しないよりは質の高い情報を得ることができる．

③ 無作為割付（無作為化，ランダム化）：　無作為割付によって，未知のものも含めた対象者の特性が，介入群と対照群で同じ確率になるため，交絡や選択バイアスを制御できる．そのため，**無作為化比較試験（RCT）**は最も質の高い結果を導き出す評価方法である．

6 公衆栄養プログラムの展開

公衆栄養プログラムは地域や職域などのニーズを把握し，さまざまな資源を用いながら，各種機関と連携を図ることによって集団の健康・栄養上の問題を解決するために実施する．本章では，地域特性に応じた健康づくりや食育などのプログラム，食環境づくりとして特別用途食品・特定保健用食品などの栄養成分表示に関するプログラム，地域集団のライフステージ，生活習慣病ハイリスクに応じたプログラムの展開を学ぶ．公衆栄養活動の展開においては，これまでに修得した知識や技術を活用し，エビデンスに基づいて客観的な公衆栄養マネジメントの流れを理解して実践を目指す．

A 地域特性に対応したプログラムの展開

a 健康づくり

1) 国民の健康づくり施策

1978（昭和53）年に第1次国民健康づくり運動が開始されて，**図6.1**のとおり，現在，第4次国民健康づくり対策が展開されている．

21世紀のわが国において少子高齢化や疾病構造の変化が進むなかで，生活習慣および社会環境を通じて，子どもから高齢者まですべての国民がともに支え合いながら希望と生きがいをもち，ライフステージに応じて，健やかで心豊かに生活できる活力ある社会を実現する．

2) 新フロンティア戦略

平成19（2007）年度から10年間の計画で実施されている健康づくり施策である．国民の健康寿命の延伸に向け，国民自らがそれぞれの立場などに応じ，予防を重視した健康づくりを行うことを国民運動として展開する．加えて，家庭の役割の見直しや地域コミュニティの強化，

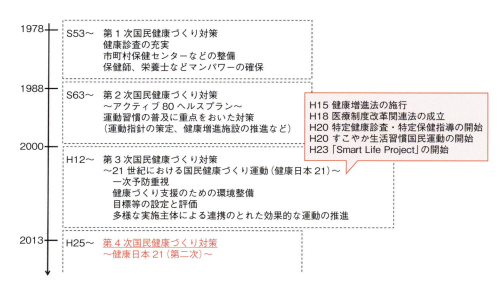

〈図6.1〉 健康づくり対策の流れ
（資料：第1回次期国民健康づくり運動プラン策定専門委員会を一部改変）

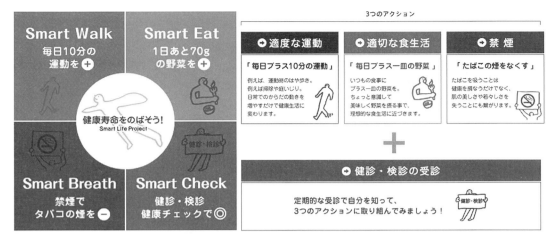

〈図6.2〉 「スマート・ライフ・プロジェクト」が提案する3つのアクション
(資料:「スマート・ライフ・プロジェクト(Smart Life Project)」健康局がん対策・健康増進課, 2011)

技術と提供体制の両面からのイノベーションを通じて,病気を患った人,障害のある人および年をとった人も,もっている能力をフルに活用して充実した人生を送ることができるよう支援するものである.

3) すこやか生活習慣国民運動

平成20(2008)年度から,社会全体を巻き込んだ,地域・職域,産業界での取り組みの運動としてスタートした.これまでは健康日本21の目標達成に向けた効果的なプログラムやツールの展開が不十分で,産業界を含む社会全体の活動に至っていないなどのポピュレーションアプローチの課題があった.

健康寿命の延伸を図り,人々が日常生活のなかで「健やかな生活習慣」の爽快感を実感し,自ら行動変容を行うことにより生活習慣病を予防することをねらいとして,「適度な運動」「適切な食生活」「禁煙」の3つに焦点をしぼり展開する新たな国民運動である.

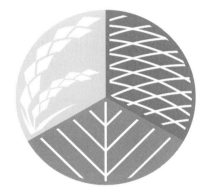

〈図6.3〉 主食・主菜・副菜を組み合わせた食事の推奨のためのシンボルマーク
マークのデザインは,円を三分割してシンプルな線や面で,主食・主菜・副菜の3つの料理を表現.黄色が「主食」,赤色が「主菜」,緑色が「副菜」で,主食,主菜,副菜の組合せを意味する.
(厚生労働省健康局, 2015)

その一環として,平成23(2011)年2月に「スマート・ライフ・プロジェクト(Smart Life Project)」が開始された(**図6.2**).現在は「+健診・検診の受診」となっている.

4) 日本人の長寿を支える「健康な食事」

平成27年9月に厚生労働省から,食を通じた社会環境の整備に向けた通知が発出された.

①「健康な食事」の普及について

主食・主菜・副菜を組み合わせた食事の推奨を図るため,ポスターやリーフレット,ホームページなどの媒体で活用するシンボルマークが作成された(**図6.3**).

② 生活習慣病予防その他の健康増進を目的として提供する食事の目安の普及について

生活習慣病予防や健康増進の観点から,日本人の食事摂取基準における各栄養素の摂取基準

〈表 6.1〉 生活習慣病予防その他の健康増進を目的として提供する食事の目安

	一般女性や中高年男性で，生活習慣病の予防に取り組みたい人向け 650 kcal 未満	一般男性や身体活動量の高い女性で，生活習慣病の予防に取り組みたい人向け 650〜850 kcal
主食（料理Ⅰ）の目安	穀類由来の炭水化物は 40〜70 g	穀類由来の炭水化物は 70〜95 g
主菜（料理Ⅱ）の目安	魚介類，肉類，卵類，大豆・大豆製品由来のたんぱく質は 10〜17 g	魚介類，肉類，卵類，大豆・大豆製品由来のたんぱく質は 17〜28 g
副菜（料理Ⅲ）の目安	緑黄色野菜を含む 2 種類以上の野菜（いも類，きのこ類・海藻類も含む）は 120〜200 g	緑黄色野菜を含む 2 種類以上の野菜（いも類，きのこ類・海藻類も含む）は 120〜200 g
牛乳・乳製品，果物の目安	牛乳・乳製品および果物は，容器入りあるいは丸ごとで提供される場合の 1 回提供量を目安とする． 牛乳・乳製品：100〜200 g または ml（エネルギー 150 kcal 未満*） 果物：100〜200 g（エネルギー 100 kcal 未満*） *これらのエネルギー量は，650 kcal 未満，または 650〜850 kcal に含めない．	
料理全体の目安	〔エネルギー〕 ・料理Ⅰ，Ⅱ，Ⅲを組み合わせる場合のエネルギー量は 650 kcal 未満 ・単品の場合は，料理Ⅰ：300 kcal 未満，料理Ⅱ：250 kcal 未満，料理Ⅲ：150 kcal 未満 〔食塩〕 ・料理Ⅰ，Ⅱ，Ⅲを組み合わせる場合の食塩含有量（食塩相当量）は 3 g 未満 （当面 3 g を超える場合は，従来品と比べ 10％ 以上の低減） ・単品の場合は，食塩の使用を控えめにすること （当面 1 g を超える場合は，従来品と比べ 10％ 以上の低減） ※1 エネルギー，食塩相当量について，見えやすいところにわかりやすく情報提供すること ※2 不足しがちな食物繊維など栄養バランスを確保する観点から，精製度の低い穀類や野菜類，いも類，きのこ類，海藻類など多様な食材を利用することが望ましい	〔エネルギー〕 ・料理Ⅰ，Ⅱ，Ⅲを組み合わせる場合のエネルギー量は 650〜850 kcal 未満 ・単品の場合は，料理Ⅰ：400 kcal 未満，料理Ⅱ：300 kcal 未満，料理Ⅲ：150 kcal 未満 〔食塩〕 ・料理Ⅰ，Ⅱ，Ⅲを組み合わせる場合の食塩含有量（食塩相当量）は 3.5 g 未満 （当面 3.5 g を超える場合は，従来品と比べ 10％ 以上の低減） ・単品の場合は，食塩の使用を控えめにすること （当面 1 g を超える場合は，従来品と比べ 10％ 以上の低減） ※1 エネルギー，食塩相当量について，見えやすいところにわかりやすく情報提供すること ※2 当該商品を提供する際には，「しっかりと身体を動かし，しっかり食べる」ことについて情報提供すること

（資料：「生活習慣病予防その他の健康増進を目的として提供する食事の普及に係る実施の手引」厚生労働省健康局，2015）

値を満たすために，どのような種類の食品をどれだけ食べたらよいか 1 食あたりの食事の提供の目安として，提案された（**表 6.1**）．

5) 職域における健康づくり

職域として病院のほか，ライフステージ別の保育園，学校，産業給食，高齢者福祉施設など，多くの施設で管理栄養士が健康づくりのための栄養・食生活改善の活動を行っている．保健所の行政栄養士は職域栄養士の支援を行っている（**図 6.4**）．

b 食　　　育

食育は，食育基本法に基づき，国民が生涯にわたって健全な心身を培い，豊かな人間性をはぐくむための食育を推進し，現在および将来にわたって健康で文化的な国民の生活と豊かで活力ある社会の実現に寄与することを目的としている．平成 18 年度からは第 1 次食育推進基本計画が，平成 23 年度からは第 2 次食育推進基本計画が策定され，そして平成 28（2016）年度か

A 地域特性に対応したプログラムの展開

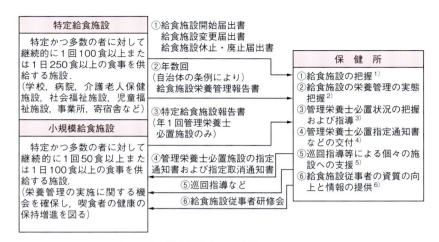

〈図 6.4〉 特定給食施設の指導（久喜，2010）

1) 健康増進法に基づいて，給食の開始，変更，休止・廃止の届出書の提出を受理し，管内の施設管理を行う．
2) 各自治体の健康増進法施行細則に基づき，給食施設栄養管理報告書の提出を依頼し，年数回受理したうえで，施設の栄養管理支援を行う．
3) 医学的な管理が必要な者に食事を提供する特定給食施設であって，継続的に1回300食以上または1日750食以上の食事を提供するものおよび管理栄養士による特別な栄養管理を必要とする特定給食施設であって，継続的に1回500食以上または1日1500食以上の食事を提供するものは，管理栄養士を置かなければならない．年1回，管理栄養士の配置状況を確認し，配置促進を行う．
4) 管理栄養士を置かなければならない施設に対し，指定通知書を交付し，管理栄養士による適切な給食管理および喫食者の健康管理がなされるよう支援する．
5) 管内の特定給食施設などを訪問し，給食の栄養管理および喫食者の健康管理の実施状況を確認し，課題などに関して指導し，給食施設栄養指導票を施設管理者に交付する．
6) 給食施設に従事する管理栄養士・栄養士・調理師などを対象とした，栄養管理水準向上のための研修会の実施や情報提供を行う．

らは「第3次食育推進基本計画」が開始される．そして，重点課題の方向として，① 若い世代に対する食育の推進，② 多様な暮らしに対応した食育の推進，③ 健康寿命の延伸につながる食育の推進，④ 食の循環や環境を意識した食育の推進，⑤ 食文化の継承に向けた食育の推進，を掲げている．

c 健康・食生活の危機管理と食支援

行政管理栄養士には災害時の健康危機管理体制に寄与することが求められている．平成23（2011）年の東日本大震災の教訓をもとに管理栄養士の活動をまとめた（**図 6.5**）．保健所の管理栄養士が地域のコーディネート役として，市町村の特定給食施設などとの連携機能を強化し，実践的な災害支援体制整備を目的として「健康危機管理の栄養・食生活支援メイキングガイドライン」としてまとめ，平成22年3月に全国の保健所に発信されている．

1) 災害発生時の対象者に対応した食事の確保

① 乳幼児：アレルギー対応のミルク・離乳食の提供（体調悪化への予防）
② 高齢者：嚥下機能の低下した人に対する食事の提供支援（低栄養状態への予防）
③ 疾病保有者：疾病に適した食事の提供（病状悪化への予防）

2) 市町村の健康危機管理《地域における行政栄養士業務の基本指針から》

住民が日ごろから正しい知識の習得に努め，自らの主体的な判断のもと食品を選択し入手できるよう，健康保護を視点とした適切な情報提供を図ること．

とくに災害の発生に備えて，住民に対し食料の備蓄促進のための普及啓発を行うとともに，病者，高齢者，乳幼児などの災害時にとくに食生活支援を要する者の把握を行うほか，近隣の

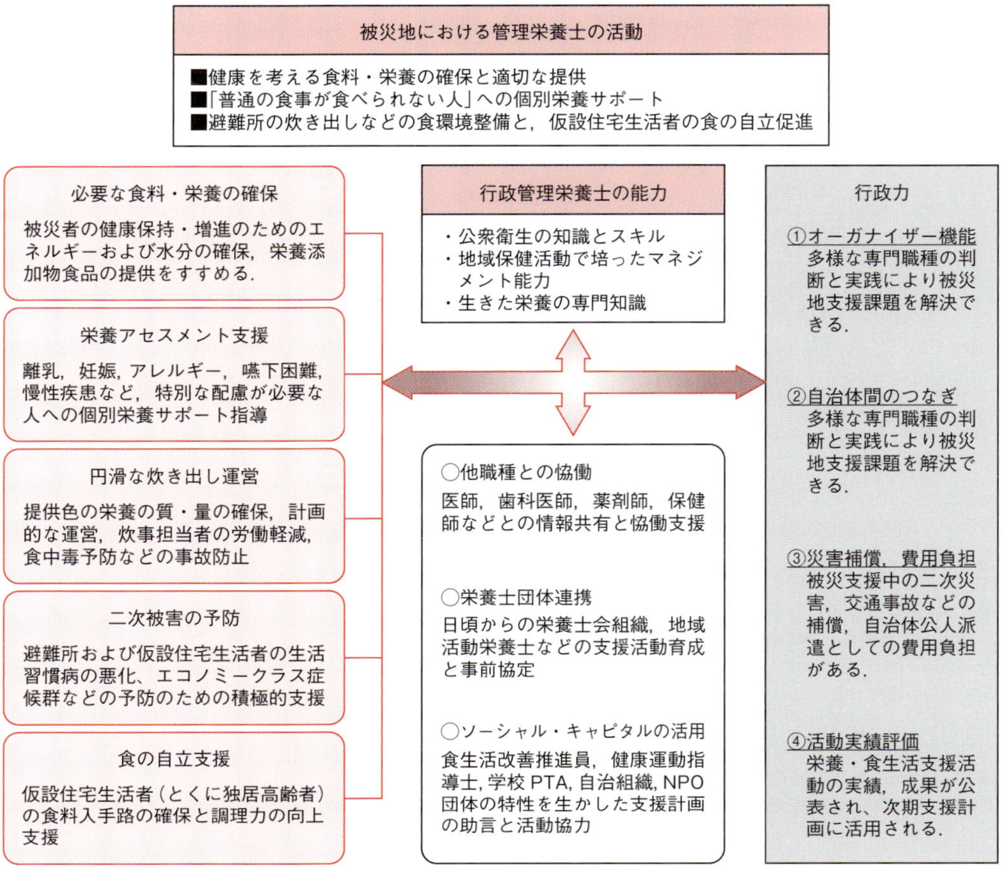

被災地における管理栄養士の活動

■ 健康を考える食料・栄養の確保と適切な提供
■「普通の食事が食べられない人」への個別栄養サポート
■ 避難所の炊き出しなどの食環境整備と，仮設住宅生活者の食の自立促進

必要な食料・栄養の確保
被災者の健康保持・増進のためのエネルギーおよび水分の確保，栄養添加物食品の提供をすすめる．

栄養アセスメント支援
離乳，妊娠，アレルギー，嚥下困難，慢性疾患など，特別な配慮が必要な人への個別栄養サポート指導

円滑な炊き出し運営
提供色の栄養の質・量の確保，計画的な運営，炊事担当者の労働軽減，食中毒予防などの事故防止

二次被害の予防
避難所および仮設住宅生活者の生活習慣病の悪化，エコノミークラス症候群などの予防のための積極的支援

食の自立支援
仮設住宅生活者（とくに独居高齢者）の食料入手路の確保と調理力の向上支援

行政管理栄養士の能力
・公衆衛生の知識とスキル
・地域保健活動で培ったマネジメント能力
・生きた栄養の専門知識

○ 他職種との協働
医師，歯科医師，薬剤師，保健師などとの情報共有と協働支援

○ 栄養士団体連携
日頃からの栄養士会組織，地域活動栄養士などの支援活動育成と事前協定

○ ソーシャル・キャピタルの活用
食生活改善推進員，健康運動指導士，学校PTA，自治組織，NPO団体の特性を生かした支援計画の助言と活動協力

行政力
① オーガナイザー機能
多様な専門職種の判断と実践により被災地支援課題を解決できる．

② 自治体間のつなぎ
多様な専門職種の判断と実践により被災地支援課題を解決できる．

③ 災害補償，費用負担
被災支援中の二次災害，交通事故などの補償，自治体公人派遣としての費用負担がある．

④ 活動実績評価
栄養・食生活支援活動の実績，成果が公表され，次期支援計画に活用される．

〈図 6.5〉 被災地における管理栄養士の活動
(公衆衛生 79 (8), 550, 2015)

市町村および関係機関との連携・協力により災害時の適正な食料供給体制の整備に努めること．

また，健康危機発生時には，被災者数のほか，ライフラインおよび食料供給源などの被災状況を把握し，近隣の市町村および関係機関との連絡調整を図りながら，被災者の身体状況に応じた食料提供や栄養管理などを適切に行うこと．

3) 都道府県，保健所設置市，特別区の保健所の健康危機管理

住民の健康の保護を視点とした適切な情報の提供を行うとともに，健康危機発生時における被害を最小限に留め，早期回復を支援するための体制整備を図ること．

とくに，市町村および特定給食施設などに対し，健康危機発生時の適正な食料提供体制の整備や食料の備蓄促進を支援するとともに，市町村および関係機関との連携体制の構築や関係者の意識の向上を図ること．

健康危機発生時には，市町村，特定給食施設，関係機関との連携調整を図り，被災状況に応じて食料確保および人的支援を行いながら，被災者への身体状況に応じた食料提供，栄養管理などを行うこと．

d 在宅療養，介護支援

平成 12 (2000) 年に，加齢に伴う疾病により要介護状態となっても，尊厳を維持し，自立した日常生活を営むことができるように高齢者の介護を社会全体で支える制度として**介護保険法**が創設された．平成 17 (2005) 年の改正では，地域支援事業や新予防給付が創設され，予防重

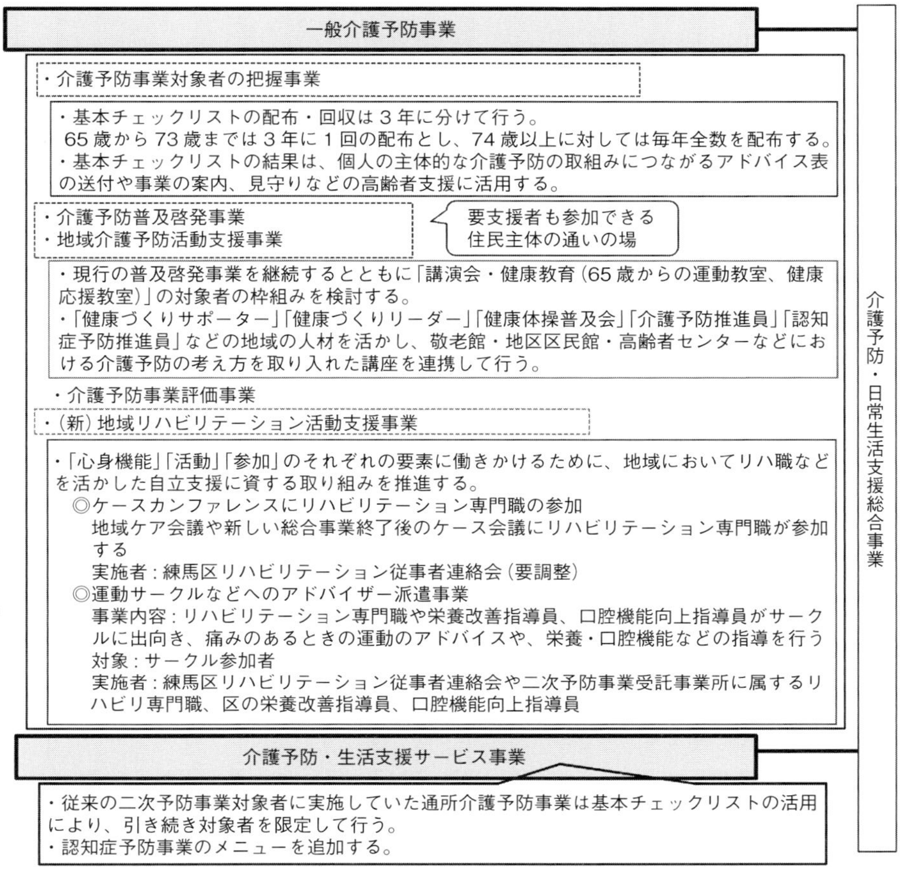

A 地域特性に対応したプログラムの展開

```
┌─────────────────────────────────────────────────────┐  ┌──┐
│                 一般介護予防事業                     │──│介│
├─────────────────────────────────────────────────────┤  │護│
│ ・介護予防事業対象者の把握事業                       │  │予│
│ ┌─────────────────────────────────────────────────┐ │  │防│
│ │・基本チェックリストの配布・回収は3年に分けて行う。│ │  │・│
│ │ 65歳から73歳までは3年に1回の配布とし、74歳以上 │ │  │日│
│ │ に対しては毎年全数を配布する。                  │ │  │常│
│ │・基本チェックリストの結果は、個人の主体的な介護 │ │  │生│
│ │ 予防の取組みにつながるアドバイス表の送付や事業 │ │  │活│
│ │ の案内、見守りなどの高齢者支援に活用する。      │ │  │支│
│ └─────────────────────────────────────────────────┘ │  │援│
│ ・介護予防普及啓発事業        ┌──────────────┐     │  │総│
│ ・地域介護予防活動支援事業    │要支援者も参加できる│     │  │合│
│ ┌───────────────────────────│住民主体の通いの場│─┐ │  │事│
│ │・現行の普及啓発事業を継続するとともに「講演会・ │ │  │業│
│ │ 健康教育(65歳からの運動教室、健康応援教室)」 │ │  │  │
│ │ の対象者の枠組みを検討する。                    │ │  │  │
│ │・「健康づくりサポーター」「健康づくりリーダー」 │ │  │  │
│ │ 「健康体操普及会」「介護予防推進員」「認知症    │ │  │  │
│ │ 予防推進員」などの地域の人材を活かし、敬老館・  │ │  │  │
│ │ 地区区民館・高齢センターなどにおける介護予防の  │ │  │  │
│ │ 考え方を取り入れた講座を連携して行う。          │ │  │  │
│ └─────────────────────────────────────────────────┘ │  │  │
│ ・介護予防事業評価事業                               │  │  │
│ ・(新)地域リハビリテーション活動支援事業             │  │  │
│ ┌─────────────────────────────────────────────────┐ │  │  │
│ │・「心身機能」「活動」「参加」のそれぞれの要素に │ │  │  │
│ │ 働きかけるために、地域においてリハ職などを活かし│ │  │  │
│ │ た自立支援に資する取り組みを推進する。          │ │  │  │
│ │  ◎ケースカンファレンスにリハビリテーション専門 │ │  │  │
│ │    職の参加                                      │ │  │  │
│ │    地域ケア会議や新しい総合事業終了後のケース   │ │  │  │
│ │    会議にリハビリテーション専門職が参加する     │ │  │  │
│ │    実施者:練馬区リハビリテーション従事者連絡会  │ │  │  │
│ │    (要調整)                                     │ │  │  │
│ │  ◎運動サークルなどへのアドバイザー派遣事業     │ │  │  │
│ │    事業内容:リハビリテーション専門職や栄養改善 │ │  │  │
│ │    指導員、口腔機能向上指導員がサークルに出向き、│ │  │  │
│ │    痛みのあるときの運動のアドバイスや、栄養・   │ │  │  │
│ │    口腔機能などの指導を行う                      │ │  │  │
│ │    対象:サークル参加者                           │ │  │  │
│ │    実施者:練馬区リハビリテーション従事者連絡会  │ │  │  │
│ │    や二次予防事業受託事業所に属するリハビリ専門 │ │  │  │
│ │    職、区の栄養改善指導員、口腔機能向上指導員   │ │  │  │
│ └─────────────────────────────────────────────────┘ │  │  │
├─────────────────────────────────────────────────────┤  │  │
│            介護予防・生活支援サービス事業            │──│  │
├─────────────────────────────────────────────────────┤  │  │
│・従来の二次予防事業対象者に実施していた通所介護予防 │  │  │
│ 事業は基本チェックリストの活用により、引き続き対象 │  │  │
│ 者を限定して行う。                                   │  │  │
│・認知症予防事業のメニューを追加する。                │  │  │
└─────────────────────────────────────────────────────┘  └──┘
```

〈図6.6〉 新しい介護予防事業
(資料:厚生労働省老健局振興課「介護予防・日常生活支援総合事業ガイドライン」平成26年)

視型システムへの転換が図られた.そして,平成27(2015)年からは,介護予防・日常生活支援総合事業として新しく再編・追加され,一般介護予防事業と介護予防・生活支援サービス事業が実施されることとなった(**図6.6**).

1) 総合事業の趣旨

市町村が中心となって,地域の実情に応じて,住民などの多様な主体が参画し,多様なサービスを充実することで,地域の支え合い体制づくりを推進し,要支援者などに対する効果的かつ効率的な支援などを可能とすることを目指すものである.

2) 背景・基本的考え方

高齢化の進展に伴い要介護高齢者が増加し,介護期間の長期化などにより介護ニーズはますます増大する.一方,核家族化の進行,介護する家族の高齢化など,要介護高齢者を支える家族をめぐる状況が変化し,家族のみでは介護しきれないため,社会全体で高齢者を支え合う仕組みとして新たな介護保険制度が創設されている.

　　イ　多様な生活支援の充実(**図6.7**)
　　ロ　高齢者の社会参加と地域における支え合い体制づくり(**図6.8**)
　　ハ　介護予防の推進
　　ニ　市町村,住民などの関係者間における意識の共有と自立支援に向けたサービスなどの展

○高齢者の在宅生活を支えるため、ボランティア、NPO、民間企業、社会福祉法人などの多様な事業主体による重層的な生活支援サービスの提供体制の構築を支援
・介護支援ボランティアポイントなどを組み込んだ地域の自助・互助の好取組を全国展開
・「生涯現役コーディネーター（仮称）」の配置や協議体の設置などに対する支援
生活支援サービスの提供イメージ
市町村単位の圏域
小学校区単位の圏域
自治会単位の圏域
家事援助
外出支援
食材配達
安否確認
交流サロン
配食＋見守り
権利擁護
声かけ
コミュニティカフェ
移動販売
事業主体
民間企業
NPO
協同組織
社会福祉法人
ボランティア
など
バックアップ
市町村を核とした支援体制の充実・強化（コーディネーターの配置、協議体の設置などを通じた住民ニーズとサービス資源のマッチング、情報集約など）
民間とも協働して支援体制を構築

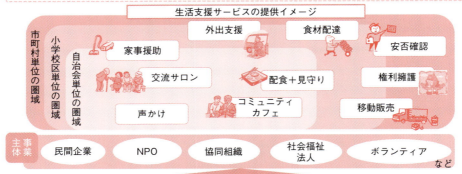

〈図 6.7〉 多様な主体による生活支援サービスの重層的な提供
（資料：厚生労働省老健局振興課「介護予防・日常生活支援総合事業ガイドライン」平成 26 年）

生活支援サービスの充実と高齢者の社会参加
○単身世帯等が増加し、支援を必要とする軽度の高齢者が増加するなか、生活支援の必要性が増加。ボランティア、NPO、民間企業、協同組合などの多様な主体が生活支援・介護予防サービスを提供することが必要。
○高齢者の介護予防が求められているが、社会参加・社会的役割をもつことが生きがいや介護予防につながる。
○多様な生活支援・介護予防サービスが利用できるような地域づくりを市町村が支援することについて、制度的な位置づけの強化を図る。具体的には、生活支援・介護予防サービスの充実に向けて、ボランティアなどの生活支援の担い手の養成・発掘などの地域資源の開発やそのネットワーク化などを行う「生活支援コーディネーター(地域支え合い推進員)」の配置などについて、介護保険法の地域支援事業に位置づける。
地域住民の参加
生活支援・介護予防サービス
○ニーズに合った多様なサービス種別
○住民主体、NPO、民間企業など多様な主体によるサービス提供
・地域サロンの開催
・見守り、安否確認
・外出支援
・買い物、調理、掃除などの家事支援
・介護者支援 など
生活支援の担い手としての社会参加
高齢者の社会参加
○現役時代の能力を活かした活動
○興味関心がある活動
○新たにチャレンジする活動
・一般就労、起業
・趣味活動
・健康づくり活動、地域活動
・介護、福祉以外のボランティア活動 など
バックアップ
市町村を核とした支援体制の充実・強化
バックアップ
都道府県などによる後方支援体制の充実

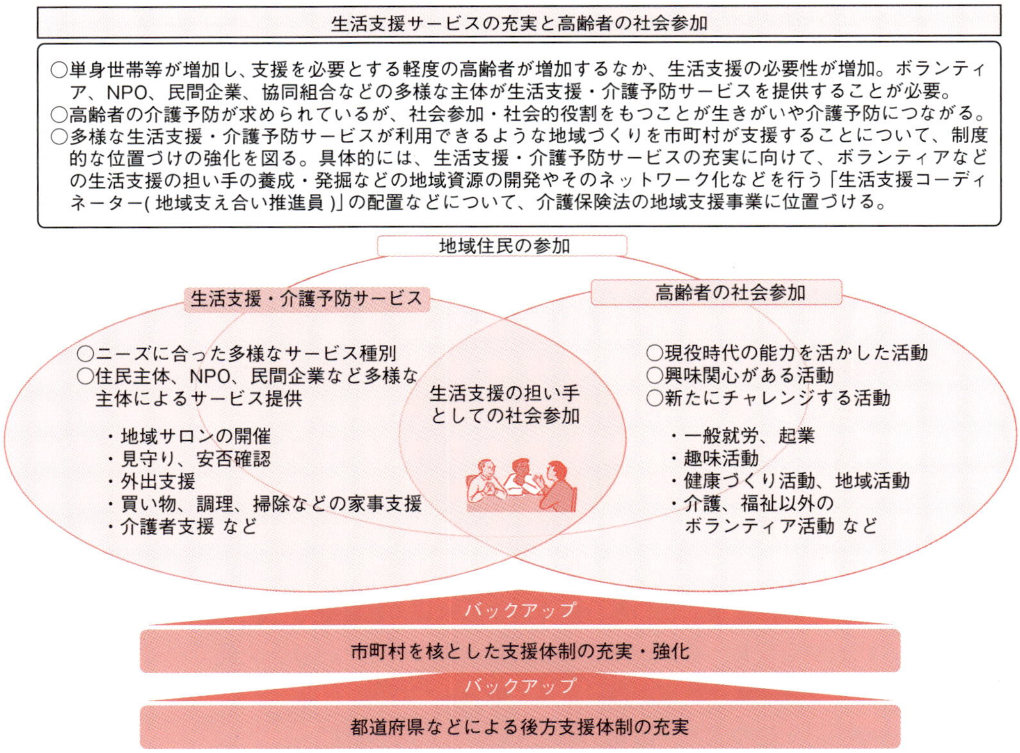

〈図 6.8〉 生活支援サービスの充実と高齢者の社会参加
（資料：厚生労働省老健局振興課「介護予防・日常生活支援総合事業ガイドライン」平成 26 年）

A 地域特性に対応したプログラムの展開

　　　開
　ホ　認知症施策の推進
　ヘ　共生社会の推進

e　地域栄養ケアのためのネットワークづくり

都道府県レベルの行政栄養士の役割は，地域の栄養ケアなどの拠点の整備として，地域の栄養・食生活に関するニーズの実態把握を行う仕組みを検討し，栄養・食生活の支援を担う在宅の管理栄養士の育成や確保を行うため，地域の医師会や栄養士会などと連携し，地域のニーズに応じた栄養ケアの拠点整備に努める．また，平常時・緊急時ともに速やかに地域の状況の把握・分析が求められることから，専門的な分析技術を有する大学などと連携し，地域の技術力を生かした栄養情報の拠点の整備に努める．

保健所設置市および特別区レベルの行政栄養士の役割は，食に関する施策を所管する健康増進のほか，子育て支援，保育，教育，福祉，農政，産業振興，環境保全など多岐にわたる部局と健康増進，食育推進に係る計画の策定，実施および評価などについて調整を図る．また，住民主体の活動やソーシャルキャピタルを活用した健康づくり活動を推進するため，食生活改善推進員などに係るボランティア組織の育成や活動の活性化が図られるよう，関係機関などとの幅広いネットワークの構築を図る．

市町村レベルの行政栄養士の役割は，食に関する多岐にわたる施設，部局と連携を図り，健康増進が多領域の施策と有機的かつ効果的に推進されるよう，食育推進に係る計画の策定，実施および評価などを行う．また，ボランティア組織の育成や活動の活性化を支援する．

（公社）日本栄養士会は，平成20（2008）年より栄養ケアステーション推進検討会を立ち上げ，リーダー研修，情報収集・提供，情報解析・検証，事業企画・支援を都道府県栄養士会と連携して実施している．都道府県栄養士会の栄養ステーション事業内容は，人材紹介などに関するものや研修会，講習会，セミナーなどの企画・運営などに関するもの，健康・栄養関連の情報収集および提供に関するものが検討されている（**図6.9**）．

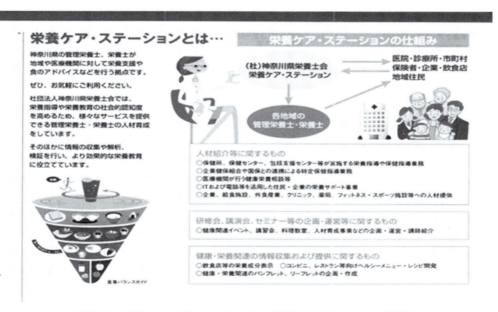

〈図6.9〉　栄養ケア・ステーションとは…栄養ケアステーションの仕組み
（公益社団法人神奈川県栄養士会ホームページより）

B 食環境づくりのためのプログラムの展開

a 特別用途食品・特定保健用食品・栄養機能食品・機能性表示食品の活用

今日，食生活が多様化しさまざまな食品が流通しているなかで，消費者が食生活の状況に応じて食品を選択し，活用できるよう適切な情報を提供することを目的として，各食品の制度が制定されている．

特別用途食品と保健機能食品の分類を図6.10に示す．健康増進法に基づく特別用途食品は，乳幼児や胎児の発育，妊産婦，病者や高齢者の健康の保持もしくは回復に用いることが適当な旨を医学的，栄養学的表現で記載し，かつ用途を限定したものをいう．病者用食品には，許可基準型と個別評価型がある．特別用途食品の許可証票を図6.11に示す．また，食品表示法に基づく保健機能食品制度があり，科学的根拠を提出し許可を得た特定保健用食品（図6.12）と，特定の科学的根拠のレベルには届かないものの一定の有効性が確認される食品を条件付き特定保健用食品（図6.13）としている．また，特定の栄養素を含み基準を満たしていれば，表示が可能となる栄養機能食品，消費者庁長官に届け出た安全性や機能性に関する一定の科学的根拠に基づき，事業者の責任において表示を行う機能性表示食品に大別される．**栄養機能食品**は，高齢化やライフスタイルなどの変化により，通常の食生活で1日に必要な栄養成分がとれない場合に，その補給・補完のために利用される食品である．栄養機能食品の表示の対象となる栄養成分は，人間の生命活動に不可欠な栄養素で，科学的根拠が医学的・栄養学的に広く認められ確立されたものである．現在は，ミネラル6種類，ビタミン13種類，n−3系脂肪酸について，規格基準が定められている．

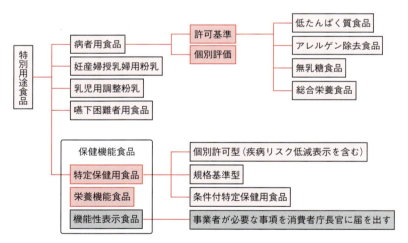

〈図6.10〉 特別用途食品と保健機能食品の分類

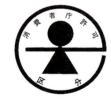

〈図6.11〉 特別用途食品の許可証票

〈図6.12〉 特定保健用食品の許可証票

〈図6.13〉 条件付き特定保健用食品の許可証票

① **食事療法用宅配食品等栄養指針**：　糖尿病や腎臓病などの食事療法に用いられる宅配食品などの適正な製造・販売方法などを定めて，当該食品が医学的・栄養学的に適正に提供されることを目的としている（厚生労働省医薬食品局食品安全部長 2009 年 4 月 1 日付けで通知）．

b　栄養成分表示の活用

食品表示法が 2015 年 4 月 1 日から施行された．これにより，栄養成分表示の義務化も可能となり，消費者の日々の栄養・食生活管理による健康増進への寄与にも資することができるようになった．新たな栄養表示制度の主なポイントは，① 一般用加工食品の栄養成分表示の義務化，② 機能性表示制度の創設，③ アレルギー表示の変更である．市町村においては，健康や栄養に関する正しい情報を提供できる体制や栄養・食生活に関する相談を受けることができる体制を整備している．また，食品表示法に基づく栄養成分表示について，保健所などで実施している活動は，① 消費者への食品の栄養成分表示の見方と活用などの普及啓発および相談指導，② 食品関連事業者などに対し適正な栄養成分表示のための相談・指導，③ 不適正な栄養成分表示がなされた食品の発見および通報の受理，④ 食品関連事業者などへの虚偽誇大表示の禁止や食品表示基準などの法令遵守を徹底させるよう相談・指導を受け付けている．

c　健康づくりのための外食料理の活用

近年，食生活が豊かになった一方で食の外部化が進み（約 44％），そう菜を買って帰って食べる，中食や外食を利用する人の割合が増加している（外食率 35％）．

自治体では，個々人が身体状況にあった食事を選択し健康管理に役立てられるよう，多くの飲食店において栄養成分の表示やヘルシーメニューの提供を推進している．

自治体では，地域の外食店において「料理の栄養成分表示」や低カロリー，脂肪や塩分控えめメニューの提供，「食事バランスガイド」のコマの表示の促進などに協力する料理店を募集して「栄養成分表示の店」「健康づくり協力店」などとして登録制度を定めている．

① **産業給食**：　社員食堂などでは，日替わりで利用者の好みにも配慮しながら健康を考えたメニューが提供されている．厚生労働省はメタボリック症候群が気になる人のための健康情報サイトで「社員食堂の上手な活用法」を公表している．

② **ファミリーレストラン**：　24 時間営業の店が増え，価格も手ごろで気軽に利用できるが，野菜が摂りにくく，脂肪や塩分の多い料理が多くなりがちである．栄養成分表示をしてある店もあるので，参考にしながら野菜の摂取をこころがけ，ドリンクバーなどでの糖分の多い飲み物の多飲に注意が必要である．

③ **ファストフード店**：　ハンバーガーや牛丼，回転寿し，立ち食いソバなどは，安くて早くて，ボリュームがあるが，主食と主菜に偏り，野菜不足，脂肪や塩分の過剰摂取につながりがちである．野菜サラダや果物を選択し，麺類の汁は全部飲まないなどの工夫が必要である．

④ **専門店**：　焼肉店や中華料理，イタリアンレストランなどいろいろな素材を工夫した料理の専門店が増加している．主食・主菜・副菜を組み合わせたバランスの良いコースメニューなどを選択するよう心がける必要がある．

⑤ **居酒屋**：　安くて手頃な居酒屋チェーンの店が増え頻繁に利用されている．肉，魚などの主菜料理や揚げ物など，油っぽく味付けの濃い料理が多い．飲み放題などではアルコール飲料やソフトドリンクなどの飲み過ぎにつながりやすい．野菜料理を選び，アルコールなどの飲み過ぎに注意する必要がある．

健康日本 21 の重点プロジェクトとして，2011（平成 23）年度からは幅広い企業・団体との連携を主体とした「Smart Life Project」の取り組みが開始された．メンバーに登録すると，健や

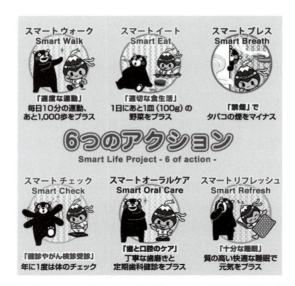

〈図6.14〉「スマート・ライフ・プロジェクト」参加団体の例（熊本県）

かな生活を促進する活動内容が「スマート・ライフ・プロジェクト」公式サイトで紹介されたり，ロゴやポスターのダウンロード等ができる．

C 地域集団の特性別プログラムの展開

a ライフステージ別（妊娠期・授乳期・新生児期・乳児期，成長期，成人期，高齢期）

市町村における行政栄養士は，市町村が住民の健康の保持増進を目的とする基礎的な役割を果たす地方公共団体と位置づけて，住民の身近な健康問題に取り組むこととされている．

栄養の改善その他の生活習慣病に関する相談や栄養指導をはじめとする健康づくりや栄養・食生活の改善に関する施策を各種関係機関と連携・協働して企画立案し実施するとともに，その事業評価を行う．

1) 妊娠期・授乳期・新生児期・乳児期

母子保健法*に基づいて，母性ならびに乳児および幼児の健康の保持および増進を図るため，保健指導，健康診査，医療などの措置が図られ，生涯を通じた健康づくりが実施されている．

平成17年に施行された**次世代育成支援対策推進法***は，平成26年4月から10年間延長され，仕事と子育てを両立できる職場を目指し"職場ぐるみ"で子育てをサポートする行動計画が実施されている．平成27（2015）年度からは「**健やか親子21（第2次）***」の新たな計画（～平成36年度）も始まり，未来を担う子どもたちを健やかに育てるためのさまざまな取り組みが提示されている．活動実施にあたっては「妊産婦のための食生活指針」「妊産婦の食事バランスガイド」「**授乳・離乳の支援ガイド***」が活用されている（1章B参照）．

平成24（2012）年に「**保育所における食事の提供ガイドライン***」が作成され，子どもに食事を提供している施設の給食のあり方が示された．

2) 成長期

心身の成長や生活環境の変化などが原因となって，朝食の欠食，過度のダイエット，肥満につながる食べ過ぎや運動不足，飲酒，喫煙などの健康上問題となる行動が起こり始める時期である．文部科学省は，食に関する指導の充実のため，**栄養教諭***はほかの教職員や家庭・地域

C 地域集団の特性別プログラムの展開

との連携・調整を行うなどの役割を期待されていることを公表した．郷土食や行事食，食事と健康，栄養のバランス，望ましい食習慣，食文化や食習慣，自然や季節と食事の関わりについて理解できるよう家庭，学校などと一体となって取り組む必要がある．

3) 成人期

食べ過ぎ，飲み過ぎ，運動不足，ストレス，喫煙の常習化，若年者での朝食欠食，食事の偏りや食生活に関する知識が少なく，食生活改善の心がけが少ないなどといった健康上問題となる行動が蓄積される時期である．がん，心臓病，脳卒中，糖尿病などの生活習慣病の予防を図る観点から，対象者の健康・栄養状態や食生活，身体活動などの生活習慣に応じて，自分の健康を自分で守る意識を育てるとともに，職域との連携により，働き盛りの世代に対して健康や食生活に関する学習の機会を提供し行動変容の支援に努める．

市町村健康増進計画*や**特定健康診査***など実施計画などを踏まえ，**ハイリスクアプローチ***と**ポピュレーションアプローチ***（1章参照）を適切に組み合わせて，地域の生活習慣病対策を総合的かつ効果的に展開する対策を進めることが重要である．

4) 高齢期

「地域包括ケアシステムの構築と費用負担の公平化」を目指して，「平成27年度介護保険制度改正」が行われた．新しい介護予防事業は，介護予防・日常生活支援総合事業として平成24年度から開始されている．6つの基本的考え方が示されている．① 多様な生活支援の充実 ② 高齢者の社会参加と地域における支え合い体制づくり ③介護予防の推進 ④市町村，住民などの関係者間における意識の共有と自立支援に向けたサービスなどの展開 ⑤認知症施策の推進 ⑥共生社会の推進である．一般の介護予防事業は，介護予防把握事業や介護予防普及啓発事業，地域介護予防活動支援事業，一般介護予防事業評価事業，（新）地域リハビリテーション活動支援事業，介護予防・生活支援サービス事業など，新しい枠組みがつくられた．

健康で自立した生活ができるよう健康教育，健康相談などの取り組みを通じた介護予防に関する活動の普及啓発や介護予防に自主的に取り組む地域活動の支援を行う．また，**低栄養状態***にあるまたはそのおそれのある者に対し，地域の実情に応じ，関係機関と連携して，栄養状態を改善するための個別の計画を作成し，当該計画に基づき個別的な栄養相談や集団的な栄養教育などを実施し低栄養状態を改善するための支援を実施している．

b 生活習慣病ハイリスク集団

平成20（2008）年4月から「**特定健診***」が開始され，結果により健康の保持に努める必要がある者に対する「特定保健指導」の実施が義務づけられた．

2015年度医療制度改正では，医療費のスリム化に向けた体質改善として，特定健診受診率向上の数値目標を設定するなど，医療費適正化計画の内容を強化し，保険者と個人の自主的な予防・健康づくりを促すための経済的インセンティブを付与するとした．

平成25年4月に改訂された「標準的な健診・保健指導プログラム【改訂版】」では，特定健診・特定保健指導の実施率の向上を図りつつ，分析に基づく取り組みを実施していくことは，健康日本21（第二次）を着実に推進し，社会保障制度を持続可能なものとするとした．

とくにデータの分析を行うことで，個々人や各地域・職場において，解決すべき課題が明確となれば，地域や職場，個々人のメリットとして重症化予防や医療費の削減，死亡の回避などを示すことができる．このような取り組みが未受診者への受診勧奨などを促し，健康格差の縮小に寄与できる可能性がある（**図6.15**）．

高齢者医療確保法に基づく特定健診・特定保健指導を中心に，健康増進法に基づく生活習慣

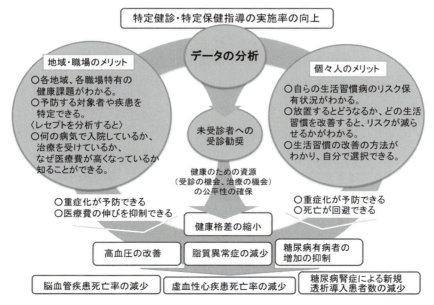

〈図 6.15〉 特定健診・特定保健指導と健康日本 21（第二次）
（資料：厚生労働省健康局「標準的な健診・保健指導プログラム【改訂版】（平成 25 年 4 月）」）

病対策を推進するための効果的な健診・保健指導を展開する．

1） 健診・保健指導の目的

健診データをはじめ，**レセプト**＊のデータ，介護保険データ，その他統計資料などに基づいて健康課題を分析し，糖尿病などの生活習慣病の有病者・予備群を減少させる．

主たる対象者は 40 歳～74 歳までの者である．

2） 保健指導

健診の結果から本人が身体状況を理解し，生活習慣改善の必要性を認識でき，自ら行動目標を設定し実行できるよう，個別性を重視した保健指導を行う必要がある．

保健指導は健診受診者全員に対して，生活習慣改善の必要性の度合いに応じて，「情報提供」のみ，個別面接を含んだ「動機づけ支援」，または 3 か月から 6 か月程度の支援プログラムを行う「積極的支援」のいずれかを行う（**図 6.16**）．これを階層化と呼ぶ．そして，保健指導が終了した後も対象者が健康的な生活習慣を維持し，さらなる改善に取り組めるよう，社会資源の活用やポピュレーションアプローチによる支援を行う．

3） 健診・保健指導の評価

アウトプット＊（事業実施量）評価に加え，**アウトカム**＊（結果）評価やプロセス（経過）評価を含めた総合的な評価を行うことができる．健診実施後はすべての健診受診者に対しすみやかに健診結果やその他必要な情報の提供（フィードバック）を行う．

コラム　健診・保健指導計画作成のための各種データ

性・年代別健診結果，有所見状況，メタボリックシンドローム該当者・予備群数およびリスクの重複状況，対象となる被保険者数・被扶養者数および過去の健診受診者数・未受診者数などの把握，医療費データ（レセプトなど），要介護データなど．

4）実施体制

市町村では国保部門，衛生部門，介護部門間の連携強化とともに，医師会や**アウトソーシング***事業者，地域の住民組織や団体などと協働した体制づくりなどが重要である．職域では，事業所や医療保険者に所属する産業医や保健師，管理栄養士などの専門職を中心に健診機関やアウトソーシング事業者への委託などを含めて，保健指導の推進にあたる必要がある．

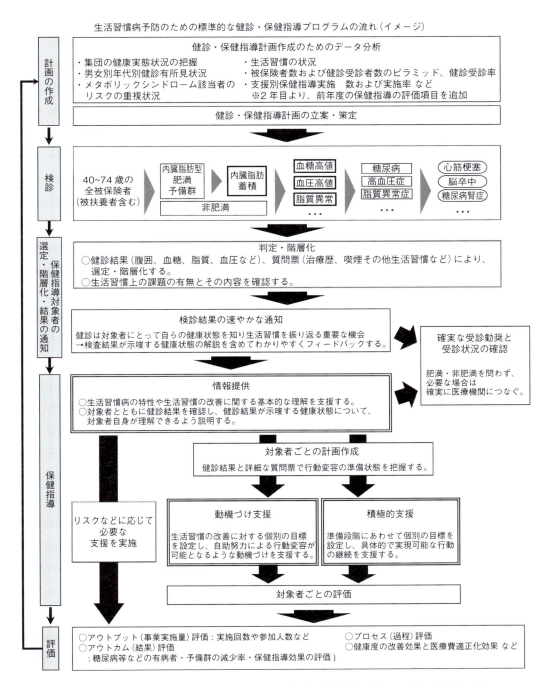

〈図6.16〉 生活習慣病予防のための標準的な健診・保健指導プログラムの流れ（イメージ）
（資料：厚生労働省健康局「標準的な健診・保健指導プログラム【改訂版】（平成25年4月）」）

参考書および健康・栄養関連情報

第1章
Green L. W., Kreuter M. W.：Health Promotion Planning：An educational and Environmental Approach, Mayfield Publishing, 1991.
Owen A., Splett P. and Owen G.：Nutrition in the Community, 4th ed., WCB/McGraw-Hill, 1999.
WHO Regional Office for Europe：Ottawa charter for health promotion, WHO, 1986.
（島内憲夫訳：ヘルスプロモーション―WHO：オタワ憲章―（21世紀の健康戦略2），垣内出版，1999）
足立己幸編：食生活論，医歯薬出版，1987.
安梅勅江：エンパワメントのケア科学－当事者主体チームワーク・ケアの技法（第1版第3刷），医歯薬出版，2007.
健康日本21企画検討会，健康日本21計画策定検討会：報告書「健康日本21（21世紀における国民健康づくり運動について）」，財団法人健康・体力づくり事業財団，平成12年3月，2000.
厚生労働省雇用均等・児童家庭局：楽しく食べる子どもに 食からはじまる健やかガイド－食を通じた子どもの健全育成（いわゆる「食育」の視点から）のあり方に関する検討会報告書，2004.
子どもの健康づくりと食育推進・普及啓発委員会：平成10年度子どもの健康づくりと食育の推進・啓発事業―乳幼児からの健康づくりと食育推進のための基礎調査報告書，社団法人日本栄養士会，1998.
清水準一，山崎喜比古：アメリカ地域保健分野のエンパワーメント理論と実践に込められた意味と期待．日本健康教育学会誌，Vol. 4, 11-18, 1997.
吉田浩二，藤内修二：保健所の今後の母子保健活動のあり方に関する研究 これからの母子保健活動がめざすもの．平成6年度厚生省心身障害研究報告書「市町村における母子保健事業の効率的実施に関する研究」（主任研究者：高野　陽），1995.

第2章
厚生労働省：平成21～25年国民健康・栄養調査報告，2009～2013.
厚生労働省：健康日本21（第2次）の推進に関する参考資料，2012.
厚生労働省：厚生労働白書（平成23年度版），2011.
国民健康・栄養の現状－平成23年厚生労働省国民健康・栄養調査報告より，第一出版，2015.
内閣府：平成21～27年食育に関する意識調査，2009～2015.
（独）日本スポーツ振興センター：平成17年度児童・生徒の食生活等実態調査，2005.
（独）日本スポーツ振興センター：平成19年度児童・生徒の食生活等実態調査，2007.
（独）日本スポーツ振興センター：平成22年度児童・生徒の食生活等実態調査，2010.
農林水産省：平成26年度食料需給表，2015.
農林水産省総合食料局食料企画課：我が国の食料自給率食料自給率レポート，農林水産省，2015.
農林水産省大臣官房情報課編：食料・農業・山村白書－参考統計表，農林水産省，2015.
二見大介：公衆栄養学，同文書院，2011.

第3章
栄養調理関係法令研究会編：栄養調理六法平成24年版，新日本法規出版，2011.
健康増進法研究会監修：健康増進法逐条解説，中央法規出版，2004.
厚生科学審議会地域保健健康増進栄養部会：「健康日本21」中間評価報告書，2007.
厚生科学審議会地域保健健康増進栄養部会：食育推進基本計画，2006.
厚生労働省，健康日本21評価作業チーム：「健康日本21」最終評価，2004.
厚生労働省：平成15～25年国民健康・栄養調査報告書，2003～2013.
厚生労働省，農林水産省：食事バランスガイド，2005.
厚生労働省健康局：第2次食育推進基本計画，2011.

須永美幸ほか：厚生労働科学研究費補助金循環器疾患等生活習慣病対策総合研究事業　保健医療サービスにおける栄養ケアの基盤的研究．平成 19 年度総括研究報告, 2009.
高橋　進監訳：非感染性疾患の予防と管理に関するグローバル戦略の 2008 年～2013 年行動計画－新血管疾患, がん, 慢性呼吸器疾患, 糖尿病の予防と管理, 2010.
田中平三, 伊達ちぐさ, 佐々木敏編：公衆栄養学　改訂第 3 版, 南江堂, 2010.
内閣府：食育白書, 2006～2009.
松木秀明編：よくわかる専門基礎講座　公衆栄養学, 金原出版, 2010.

第 4 章

安藤明之：初めてでもできる社会調査・アンケート調査とデータ解析, 日本評論社, 2009.
厚生労働省：「日本人の食事摂取基準」活用検討会報告書, 2010.
厚生労働省：日本人の食事摂取基準（2010 年版）, 第一出版, 2010.
五島雄一郎監修, 中村丁次編：食事指導の ABC 改訂第 2 版, 日本医師会, 2002.
佐々木敏：わかりやすい EBN と栄養疫学, 同文書院, 2005.
坪野吉孝, 久道　茂：栄養疫学, 南江堂, 2005.
日本栄養改善学会監修：食事調査マニュアル, 南山堂, 2008.
日本栄養改善学会監修：食事調査マニュアル改訂 2 版, 南山堂, 2008.
日本疫学会訳：疫学辞典　第 5 版, （財）日本公衆衛生協会, 2010.
日本疫学会監修：はじめて学ぶやさしい疫学－疫学への招待　改訂第 2 版, 南江堂, 2010.
日本栄養改善学会監修：栄養学を志す研究者のための論文の書き方・まとめ方, 第一出版, 2003.
（財）日本学校保健会：児童生徒の健康診断マニュアル（改訂版）, 2006.
（社）全国栄養士養成施設協会, （社）日本栄養士会監修, 管理栄養士国家試験教科研究会編：管理栄養士受験講座　公衆栄養学　第 2 版, 第一出版, 2009.
柳川　洋, 田中平三：疫学基礎から学ぶために, 南江堂, 2004.

第 5 章

Green L. W., Kreuter M. W.：Health Promotion Planning: An educational and Environmental Approach, Mayfield Publishing, 1991.
Penelope Hawa ほか著, 鳩野洋子ほか訳：ヘルスプロモーションの評価－成果につながる 5 つのステップ, 医学書院, 2003.
井上浩一, 本田栄子：公衆栄養学実習・演習, 建帛社, 2006.
岩永敏博・地域づくり型保健活動の考え方と進め方, 医学書院, 2003.
沖増　哲：ウエルネス公衆栄養学　第 8 版, 医歯薬出版, 2010.
梶本雅俊, 近藤雅雄, 川野　因編：コンパクト公衆栄養学, 朝倉書店, 2010.
梶本雅俊, 近藤雅雄, 川野　因編：コンパクト公衆栄養学　第 2 版, 朝倉書店, 2012.
厚生省, （財）健康・体力づくり事業財団：地域における健康日本 21 実践の手引き, 2000.
厚生労働省：地域における行政栄養士業務の基本指針（平成 20 年 10 月 10 日　健習発第 1010001 号通知）.
佐々木　敏：わかりやすい EBN と栄養疫学, 同文書院, 2005.
（社）全国栄養士養成施設協会, （社）日本栄養士会監修, 管理栄養士国家試験教科研究会編：管理栄養士受験講座　公衆栄養学　第 2 版, 第一出版, 2009.
（社）全国栄養士養成施設協会, （公）日本栄養士会監修：サクセス管理栄養士講座　公衆栄養学　第 4 版, 第一出版, 2015.
田中平三, 徳留信寛, 伊達ちぐさ編：公衆栄養学　改訂第 4 版, 南江堂, 2013.
手嶋哲子, 田中久子：公衆栄養学実習－事例から学ぶ公衆栄養プログラムの展開, 同文書院, 2014.
藤内修二, 岩室紳也：藤内＆岩室の新版保健計画策定マニュアル－ヘルスプロモーションの実践のために, ライフサイエンスセンター, 2004.
星　旦二：あなたのまちの健康づくり, 新企画出版社, 2001.
武藤孝司, 福渡　靖：健康教育・ヘルスプロモーションの評価, 篠原出版新社, 1998.
八倉巻和子, 井上浩一：N ブックス　三訂　公衆栄養学, 建帛社, 2010.

八倉巻和子，井上浩一：Nブックス 四訂 公衆栄養学，建帛社，2012.
ローレンス・W. グリーン，マーシャル・W. クロイター著，神馬征峰，岩永敏博，松野朝之，鳩野洋子訳：
　ヘルスプロモーション―PRECEDE-PROCEEDモデルによる活動の展開，医学書院，1997.

第6章
小田正嗣：災害時の公衆栄養活動に関する課題と展望．公衆衛生，79(8)，2015.
健康局がん対策・健康増進課：スマート・ライフ・プロジェクト（Smart Life Project），2011.
(財) 日本公衆衛生協会：健康危機管理の栄養・食生活支援メイキングガイド 平成22年，2010
厚生労働省：地域における行政栄養士業務の基本指針（平成20年10月10日健習発第1010001号通知）．
厚生労働省健康局：標準的な健診・保健指導プログラム（改訂版），2013.
厚生労働省老健局振興課：介護予防・日常生活支援総合事業ガイドライン，2014.
内閣府：平成27年度 食育白書，2015.
保健医療2035 JAPAN VISION: HEALTH CARE, 2015.

栄養・健康関連情報
● 官公庁関連
　・厚生労働省　http://www.mhlw.go.jp/
　　（厚生労働省統計調査結果，厚生労働省科学研究成果データベースなど）
　・厚生労働統計協会　http://www.hws-kyokai.or.jp/
　　（国民衛生の動向など）
　・総務省統計局　http:://www.stat.go.jp/
　　（国勢調査，人口推計，労働力調査，家計調査など）
　・内閣府　http://www.cao.go.jp/
　　（世論調査など）
　・文部科学省　http://www.mext.go.jp/
　　（学校保健統計調査，体力・運動能力調査，食品成分データベースなど）
　・農林水産省　http://www.maff.go.jp/
　　（食料需給表，食料自給率，農林水産物関連，食品ロス統計調査（世帯調査・外食産業調査）など）
　・国立健康・栄養研究所　http://hfnet.nih.go.jp/
　　（「健康食品」の安全性・有効性情報など）
　・外務省　http://www.mofa.go.jp/
　　保健医療2035 JAPAN VISON: HEALTH CARE, 2015.
　　（ミレニアム開発目標（MDGs）とは　など）
　・国際連合　http://www.unic.or.jp/
　　（国連ミレニアム開発目標報告など）
　・世界保健機関（WHO）　http://who.int/
　　（ヘルスプロモーションなど）　　　　　　　　　　　　　　　　　　　　　　　　　　　　　　　　　　　など
● 健康・栄養関連学会・学術誌など
　　日本学術会議，日本栄養改善学会，日本栄養・食糧学会，日本医学会，日本公衆衛生学会，日本糖尿病学会，日本動脈硬化学会，日本肥満学会，日本家政学会，日本病態栄養学会，日本静脈経腸栄養学会，日本食育学会，日本疫学会，日本脂質栄養学会，日本臨床栄養学会，日本老年医学会，日本学校保健学会，日本小児保健協会，日本栄養士会，国際生命科学研究機構　　　　　　　　　　　　　　　　　　　　　　　　　　　　　　　　　　　　　など
● 書籍検索
　・国立国会図書館　http://www.ndl.go.jp/
　・国立情報学研究所：NACSIS-CAT　http://www.nii.ac.jp/CAT-ILL/
　　　　　　　　　　　NACSIS Webcat　http://webcat.nii.ac.jp/
　　　　　　　　　　　CiNii Books　http://ci.nii.ac.jp/books/
　・日本書籍出版協会：books.or.jp　http://www.books.or.jp/

● 文献検索
- 国立情報学研究所（NII）：CiNii（CiNii Articles）　http://ci.nii.ac.jp/
- 医学中央雑誌刊行会：医中誌Web　http://login.jamas.or.jp/
- 科学技術振興機構（JST）：J-STAGE　http://www.jstage.jst.go.jp/browse/-char/ja
　　　　　　　　　　　　　　　JDreamII　http://pr.jst.go.jp/jdream2/index.html
- The National Center for Biotechnology Information: MEDLIN PubMed　http://www.ncbi.nlm.nih.gov

など

国民健康・栄養調査について

ここでは，厚生労働省が毎年実施する「国民健康・栄養調査」の概要と，2011〜2014（平成23〜26）年に行われた過去4回分の調査結果についてポイントを示した．

● 2014（平成26）年「国民健康・栄養調査」の結果
〜所得により生活習慣の状況に差，健診の未受診者で健康状態に課題〜

【調査結果のポイント】

〈所得と生活習慣等に関する状況〉　生活習慣等の状況について，所得の低い世帯では，所得の高い世帯と比較して，穀類の摂取量が多く野菜類や肉類の摂取量が少ない，習慣的に喫煙している者の割合が高い，健診の未受診者の割合が高い，歯の本数が20歯未満の者の割合が高いなど，世帯の所得の違いにより差がみられた．

〈健診の受診に関する状況〉　健診を受診していない者では，健診を受診している者と比較して，男女ともに現在習慣的に喫煙している者の割合，運動習慣がない者の割合，血圧の平均値が高く，女性に関しては肥満者の割合も高かった．

〈基本項目に関する状況〉　肥満者の割合，糖尿病が強く疑われる者の割合は，男女ともに増加せず推移し，収縮期血圧の平均値は経年的にみて男女ともに低下傾向にあるなど，生活習慣病の予防対策に一定の効果がみられている．
　一方で，喫煙している者の割合は平成22年以降男女とも減少しておらず，このうち，たばこをやめたいと思う者の割合が男性26.5％，女性38.2％にとどまるなど，引き続き対策が必要である．

● 2013（平成25）年「国民健康・栄養調査」の結果
〜主な生活習慣に関する状況は，60歳以上で良好〜

【調査結果のポイント】

〈主な生活習慣に関する状況〉　食事，身体活動・運動，喫煙，睡眠の状況について，性・年齢階級別に見ると，60歳以上で良好な一方，20歳代及び30歳代では課題が見られた．

〈食品群の組合せの状況〉　3食ともに，穀類，魚介類・肉類・卵・大豆（大豆製品），野菜を組み合わせて食べている者の割合は，男女ともに年齢が若いほど低い傾向．

〈身体状況に関する状況〉　肥満者の割合について女性は減少傾向にあり，男性は平成23年以降，増加に歯止め．血圧の平均値は男女ともに低下傾向．

〈たばこに関する状況〉　受動喫煙の影響をほぼ毎日受けた者の割合は，平成20年と比べて学校，遊技場を除く全ての場（家庭，職場，飲食店，行政機関，医療機関）で有意に減少．

● 2012（平成24）年「国民健康・栄養調査」の結果
〜糖尿病有病者と予備群は約2,050万人と推計され，平成9年以降，初めて減少〜

「国民健康・栄養調査」は，国民の健康の増進の総合的な推進を図るための基礎資料として，国民の身体の状況，栄養摂取量及び生活習慣の状況を明らかにするため，毎年実施しています．平成24年は重点項目として，平成9年以降，5年ごとに行っている糖尿病有病者等の推計人数及び体格や生活習慣に関する地域格差を把握した．

【調査結果のポイント】

〈糖尿病に関する状況〉　糖尿病が強く疑われる者（糖尿病有病者）は約950万人，糖尿病の可能性を否定

できない者（糖尿病予備群）は約 1,100 万人と推計.

　糖尿病が強く疑われる者と糖尿病の可能性を否定できない者を合わせると約 2,050 万人と推計され，平成 9 年以降増加していたが，平成 19 年の約 2,210 万人から初めて減少に転じた.

　糖尿病が強く疑われる者のうち，現在治療を受けている者の割合は，男性 65.9%，女性 64.3% であり，男女とも毎回増加.

〈体格及び生活習慣に関する都道府県の状況〉 体格（BMI）及び主な生活習慣の状況について，都道府県別に年齢調整を行い，高い方から低い方に 4 区分に分け，上位（上位 25%）群と下位（下位 25%）群の状況を比較した結果，BMI，野菜摂取量，食塩摂取量，歩数，現在習慣的に喫煙している者の割合（男性）で，それぞれ上位群と下位群の間に有意な差.

● 2011（平成 23）年「国民健康・栄養調査」の結果
　〜近年摂取量が減少している生鮮食品の入手困難な理由は，「価格が高い」が最多〜

　今回は，平成 23 年国民生活基礎調査において設定された単位区（東日本大震災の影響により，岩手県，宮城県及び福島県の全域を除く）から無作為抽出した 300 単位区内の 5,422 世帯を対象として実施し，有効回答が得られた 3,412 世帯について集計しました.

【調査結果のポイント】

〈食生活に関する状況〉 生鮮食品の摂取状況について，平成 13 年と比べると，野菜類，果物類，魚介類の摂取量は減少し，肉類の摂取量は増加．年齢階級別では，20〜40 歳代の野菜類，果物類，魚介類の摂取量が少ない.

　ふだん生鮮食品を入手している者のうち，この 1 年間に生鮮食品の入手を控えたり，入手できなかった理由として，「価格が高い」と回答した者の割合が 30.4% と最も高く，20〜40 歳代では 4 割以上.

　世帯の年間収入別食品摂取量は，世帯収入 600 万円以上の世帯員に比べて，200 万円未満の世帯員は，野菜類の摂取量は男性のみ，果物類と肉類の摂取量は男女とも少ない.

　災害時に備えて非常用の食料を用意している世帯の割合は，47.4%．地域ブロック別にみると，東海ブロックが 65.9% と最も高く，九州ブロックが 24.6% と最も低い.

〈たばこに関する状況〉 現在習慣的に喫煙している者の割合は，20.1%（男性 32.4%，女性 9.7%）.

　平成 22 年 10 月のたばこの値上げで喫煙状況に影響を受けた者の割合は，29.2%．そのうち，たばこの値上げで受けた影響として，「吸うのをやめた」と回答した者の割合は，15.0%，「ずっと吸っているが，本数を減らした」と回答した者の割合は 39.0%.

用語解説（五十音順）

ここに解説してある語句は本文中＊で示した．

＊アウトカム
　成果・評価．対象者の健康状態への効果，知識の普及，健康行動，保健医療サービス満足度を指す．

＊アウトソーシング
　外部委託のこと．外部組織からサービスとして購入する契約．

＊アウトプット
　事業実施量．実施された事業におけるサービスの実施状況や業務量を指す．

＊アンケート調査法
　自記式アンケートには，留め置き法，郵送法，集合法，他記式アンケートには面接法，電話法がある．それぞれの特徴と長所・短所を生かした調査法を用いる．

＊栄養教諭に期待される役割
　①食に関する指導に係る年間指導計画策定への積極的な参画．②児童生徒への個別的な相談指導のほか，給食の時間や学級活動，学校行事，児童会（生徒会）活動など学級担任の作成する指導計画に基づいて，栄養教諭が指導の一部を単独で実施することが可能．③家庭科や保健体育科等の教科等においては，学級担任や教科担任の教諭との連携協力の下で，食に関する指導を実施することが可能．④食に関する指導の充実のため，栄養教諭は，他の教職員や家庭・地域との連携・調整を行うなどの役割を期待．

＊栄養転換（nutrition transition）
　栄養問題が，不足状態から過多状態へ移行すること．量的また質的なもの両方を含む．（資料：WHO/FAO: Diet, Nutrition, and the Prevention of Chronic Diseases 2003）

＊エンパワメント
　人々や組織，コミュニティが自分たちへの統御を獲得するプロセス．ヘルスプロモーションを進める上で，人々が潜在能力を発揮して，健康に影響する意思決定や行動を実践することが重要な戦略とされている．

＊オープンエンドな質問
　調査票の回答を限定せずに，調査対象者が自由に回答でき答えが1つとは限らない質問形式のこと．

＊介護保険法
　介護保険法は，要介護者について介護保険制度を設け，保険給付に関して必要な事項を定めた法律である．高齢化や核家族化などにより，要介護者を社会全体で支える新たな仕組みとして2000（平成12）年4月より介護保険制度が導入された．

＊確率法
　対象集団に属する各個人の習慣的な摂取量から各栄養素の不足確率を計算し，それを全員について平均化して，集団全体での不足者の割合を推定する．

＊カットポイント法
　確率法に比べて簡便な方法であり，各栄養素の集団の摂取量分布と日本人の食事摂取基準（2015年版）の推定平均必要量と比較し，推定平均必要量未満の者の人数・割合から不足者の人数・割合を推定する．

＊患者調査
3年に一度厚生労働省が医療機関を客体に実施．推計患者数，受療率，入退院患者の状況，主要な疾病の総患者数が示されている．

＊国際栄養学会議（ICN）
1992年にWHOとFAOの共同で開始されたICNでは，世界栄養宣言が批准され，各国が国家栄養活動計画を作成すべきことが勧告された．この会議は，世界各国に対して栄養政策の作成に関する大きな影響を与えるうねりをつくった．

＊コホート研究
プログラム参加者と不参加者を追跡し，健康指標に差が生じたかを比較して評価する．

＊コミュニティオーガニゼーション
自主的な住民参加による地区組織活動のこと．地域の活動のネットワークづくりやプログラムの策定・推進をしていくうえで，大きな役割を果たす．

＊サステイナビリティ
持続可能性．地球環境を保全しつつ，産業や開発などを持続可能とすること．

＊CCRC（continuing care retirement community）
1970年代に増え始めた高齢者地域共同体のこと．フロリダのサンシティでは，リタイアしたサラリーマンが地域に移り住み互いに死ぬまで住みかえることなく継続してケアが受けられる．日本版のCCRC計画もある（栢モデル）．

＊次世代育成支援対策推進法
平成17（2005）年度からの10年間の時限立法であったが，平成26（2014）年4月から平成37（2025）年3月まで10年間延長された．次代の社会を担う子供が健やかに生まれ育成される環境の整備を図ることを目的とした法律で，"職場ぐるみ"で子育てをサポートし，仕事と子育てを両立できる職場環境を整備するものである．

＊市町村健康増進計画
健康増進法第8条に基づき，市町村が住民の健康の増進に関する施策について定めた計画である．生活習慣病や寝たきりにならないように，具体的な健康づくりの目標を掲げ，目標を達成するために，行政や健康づくりに関係する機関などが，住民一人ひとりが主体的に取り組むことができるように健康づくりを支援するものである．

＊死亡率
人口動態統計においては，1月1日から12月31日の1年間に生じた死亡者数を分子，その年の代表人口を分母として計算する．疫学研究においては，分子は追跡期間内の死亡者数，分母は当該集団数×追跡年数とする．

＊授乳・離乳の支援ガイド
1995（平成7）年に発表された「改定離乳の基本」に代わり，2007（平成19）年に発表された．近年，親と子を取り巻く社会環境・食環境は大きく変化し，離乳期の子どもの食生活についての考え方，調理の知識・技術なども変容している．一方，「離乳」に先立つ「授乳」についても十分な支援が欠かせない．授乳は乳児に栄養を与えるとともに，母子の絆を深め，子どもの心の健やかな発達を促すうえできわめて重要である．その際に母乳が乳児の栄養の基本であることはいうまでもない．そこで，妊産婦や子どもにかかわる保健医療従事者が所属する施設や専門領域が異なっても，基本的事項を共有化し，支援を進めていくことができるように，保健医療従事者向けに作成された．

用 語 解 説

＊障害調整生命年（disability-adjusted life years: DALYs）
　死が早まることで失われた生命年数と健康でない状態で生活することにより失われている生命年数を合わせた時間換算の指標（WHO定義）．疾患や障害による損失を，単に生命の損失としてだけではなく，それ以外の障害などを考慮して定量化した指標．

＊症例対照研究
　疾病（健康障害）の有無別に過去における（後ろ向き）要員への曝露状況を比較する方法．要因のリスクの評価はオッズ比，寄与危険割合で行う．

＊食生活改善推進員
　食生活の改善を中心に健康づくりの地区組織活動を展開している．推進員となっているのは市町村が実施する食生活改善推進養成講座を修了した家庭の主婦など一般の地域住民である．

＊事例評価（個別評価）
　プログラムの参加者に対し，プログラムの実施後に，個別の事例を評価する．

＊人口静態統計
　ある一時点の人口数を把握するための調査．我が国では国勢調査がそれに該当し，5年に一度，10月1日時点の日本国内にふだん住んでいるすべての人（外国人を含む）及び世帯を対象として調査を実施する．

＊人口動態統計
　1年間の届け出による出生，死亡，死産，婚姻，離婚の届け出の集計，乳児死亡，周産期死亡，妊産婦死亡，死因別死亡，合計特殊出生率などを提示している．

＊健やか親子21（第2次）
　平成27年度からは，現状の課題を踏まえ，平成36年度まで実施の新たな計画が始まった．安心して子どもを産み，健やかに育てることの基盤となる少子化対策としての意義に加え，少子化社会において，国民が健康で明るく元気に生活できる社会の実現を図るための国民健康づくり運動（健康日本21）の一翼を担うものである．

＊生活の質（quality of life: QOL）
　ある人がどれだけ人間らしい生活を送ることができているかを計るための尺度としての概念．

＊正規分布
　左右対称でベル型をした分布．疫学で扱う連続変数は正規分布に近いものが多い．

＊政策・施策・事業
　政策は政治の方策あるいは施策の方針．国や自治体で解決すべき課題を明確にし事業の方向性や狙いを表明したもの．施策は，政策課題を解決するために必要な具体的な取り組み（事業）を関連分野ごとに分けたもの．事業は，政策課題を解決するために行われる具体的な活動を定めたもの．

＊世界食糧サミット
　1996年，ローマで開催され，栄養不足人口を2015年までに半減させるとの目標が書き込まれた「世界食糧安全保障に関するローマ宣言」と「世界食糧サミット行動計画」が採択された．

＊ソーシャルキャピタル
　社会関係資本．この概念の提唱者であるロバート・パットナムは，「人々の協調行動を活性にすることによって，社会効率性を高めることができる．その構成要素は『社会的信頼』『互酬性の規範』『ネットワーク』を社会組織の特徴とする」としている．

＊地域づくり型保健活動
　このモデルは，岩永俊博氏により，熊本県蘇陽町での活動展開などをもとに提唱されたモデルであ

る．実施関係者が到達目標として，理想とする健康な地域についての具体的なイメージを描き，相互に確認し，その実現に向けてそれぞれの役割を果たしていく展開方法である．

＊地産地消
国内の地域で生産された農林水産物（食用に供されるものに限る．）を，その生産された地域内において消費する取り組みのこと．

＊低栄養状態
たんぱく質やエネルギーの低栄養状態を PEM（ペム，protein-energy malnutrition）という．ビタミンやミネラノルなど各種の栄養素の不足も伴い，体重減少と免疫力の低下を招き，感染症など多くの病気にかかりやすくなる．

＊デルファイ法（delphi method）
専門家グループや住民代表に対して個別に質問し，その回答結果を集計して，カテゴリー別に分類して，優先順位とコメントをつけてもらう．さらに，この結果を知らせて，再度質問して集計する．意見の優先順位をつけやすいが，調査に時間がかかる．

＊特定健康診査（特定健診）
高齢者の医療の確保に関する法律に基づき厚生労働省により，平成 20 年（2008）4 月から実施が義務付けられた．メタボリックシンドローム（内臓脂肪症候群）に着目した健診．対象は，40〜74 歳になる方で，かつ当該実施年度の 1 年間を通して保険に加入している方と被扶養者．

＊トレーサビリティー（traceability）
食品がつくられてから消費者の口に入るまでの経路を追跡できるよう記録を保存する仕組み．家畜の飼育または野菜の栽培にはじまり，その飼育歴・栽培歴，流通，加工，貯蔵，販売などのすべての過程を含む．英語の trace（足跡を追う）と ability（できること）の合成語で追跡可能性ともいう．

＊二重標識水法
水素と酸素の安定同位体を多くふくむ水（二重標識水）を被検者に飲ませ，排泄される量からエネルギー消費量を測定する方法．日常生活の中での消費量が明らかになる長所の反面，二重標識水が高価であることが短所である．体重の変化がない場合は，消費量と摂取量の出納がゼロであるという仮定に基づいて，摂取量の代替指標として用いられ，食事調査法の妥当性研究の比較基準として用いることができる．

＊ノミナルグループ・プロセス法（nominal group process）
少人数（〜7 人程度）のグループを複数つくり，テーマに関して 1 人ずつ意見を述べてもらう．意見のリストのなかから，参加者が重要と思う項目をいくつか選び，順位をつけてもらう．

＊ノンパラメトリック検定
母集団の分布に依存しないで解析する統計手法．データの大きさの順位にもとづく．

＊ハイリスクアプローチ
疾病のリスクが高い人々のリスクファクターを軽減することにより，疾病を予防する戦略．

＊はずれ値
ある値が特に高い・低いなど，他の値から大きくはずれた観察値のこと．測定や入力ミスによる異常値なども含まれるため除外する場合もあるが，含めることが正しいデータ解析と判断される場合もあり，扱いについて十分な検討が必要である．含める場合にはノンパラメトリックな方法で解析する．

＊パートナーシップ
ヘルスプロモーションにおけるパートナーシップの定義は，期待される成果を共有しつつそこに向かって協働で活動するための複数のパートナー間の自発的な合意のこと．

用　語　解　説

＊パブリックコメント

公的な機関が規則などを定める前に，その影響が及ぶ対象者などの意見を事前に聴取し，その結果を反映させることによって，よりよい行政を目指すものである．

＊パラメトリック検定

データがある分布（たとえば正規分布など）に従うと仮定できる場合に用いる統計手法．データの値にもとづく．

＊人を対象とする医学系研究に関する倫理指針

この指針は，管理栄養士・栄養士を含め，人を対象とする医学系研究に携わる関係者が遵守すべき事項を定めたものである．人間の尊厳及び人権が守られるなかで研究の適正な推進が図られることを目的として，平成26年に文科省・厚労省が定めた．全ての関係者は，下記指針を遵守し，研究を進めなければならない．①社会的及び学術的な意義を有する研究の実施，②研究分野の特性に応じた科学的合理性の確保，③研究対象者への負担並びに予測されるリスク及び利益の総合的評価，④独立かつ公正な立場に立った倫理審査委員会による審査，⑤事前の十分な説明及び研究対象者の自由意思による同意，⑥社会的に弱い立場にある者への特別な配慮，⑦個人情報等の保護，⑧研究の質及び透明性の確保．

＊標準偏差

データの散らばり具合を示す指標．一つひとつのデータが平均値から離れるほど値は大きくなり，ばらつきが大きいことを示す．

＊比例案分（按分）法（案分比率）

被調査世帯が摂取した食事全体の量を調査し，家族でどう分けたか，その比率を記入する方法．国民健康・栄養調査において，世帯の摂取量から個人摂取量を算出するために用いられる．

＊フォーカスグループ法（focus group methods）

1950年から80年代にかけて米国を中心に発展し，現在は社会科学，行動科学の分野で広く活用されている．少人数（6～10名程度）のグループをつくって，司会者が提供するテーマについて自由なディスカッションを行い，発言内容は録音などで記録し，後で分析する．個別インタビューよりも意見が得られやすいが，意見の優先順位はつけにくい．

＊フードバンク

食品企業の製造工程で，発生する規格外品などを引き取り，路上生活者支援施設，児童養護施設などの社会福祉団体・法人などに対し，無料で提供している．食品ロスを削減し福祉活動に貢献する活動およびその活動を行う団体．

＊フードマイレージ

食料の輸送量と輸送距離を定量的に把握することを目的とした指標．フードマイレージが低い食品を食べた方が，輸送に伴う地球環境への負荷が少ないという考えのもとに示される．

＊プライマリ・ヘルスケア

健康をすべての人の基本的な人権として認め，その達成の過程において，住民の主体的な参加や自己決定権を保証する理念．方法・アプローチのこと．

＊プロジェクトサイクルマネジメント（project cycle management: PCM）

PCM手法ともいわれる．モデレーターと呼ばれる進行役のもと，現状における諸問題を参加者全員でカードに書き出し，結果の関係を系統図で作成し，プロジェクトの全体を1枚のシート（project design matrix; PDM）にまとめるという経過で進められる．現状の問題の原因を分析し，解決策を検討し，その実行計画をプロジェクトとする方法で，問題解決型の戦略的なアプローチをとる手法であ

る．ODA（政府開発援助），国際協力の分野で広く用いられ，地域における方針決定などにおいて活用されている．

*ヘルスプロモーション
「人々が自らの健康をコントロールし，改善することができるようにするプロセス」(1986 年，WHO，オタワ憲章)．健康を維持・増進するための戦略．

*保育所における食事の提供ガイドライン
厚生労働省が平成 24 年 3 月に保育所に入所している子どもたち（0～6 歳）の心身の発達・生育に応じた食事のポイントをまとめて発表した．

食べることは生きることの源であり，心と体の発達に密接に関係している．食事は空腹を満たすだけでなく，人間的な信頼関係の基礎をつくる営みでもある．子どもは身近な大人からの援助を受けながら，他の子どもとの関わりを通して，食べることを楽しみ合い，豊かな食の体験を積み重ねていくことが必要であり，乳幼児期の身体発育のための食事や子どもの食べる機能および味覚の発達に対応した食事などを考慮したガイドラインである．

*母子保健法
母子保健法は，母性と乳児および幼児の健康の保持・増進を図るため，母子保健に関する原理を明らかにするとともに，母性と乳児および幼児に対する保健指導，健康診査，医療，その他，国民保健の向上を目的として 1965（昭和 40）年に制定された法律である．

*ポピュレーションアプローチ
疾病の発症のリスクの有無にかかわらず，参加者を限定せずに集団全体でリスクファクターを低下させる戦略．

*無作為化比較試験
プログラムの対象者を無作為に対照群と介入群の 2 群に分け，一方にプログラムを実施し（介入群），対照群と比較する．

*有病率
ある特定時期に特定集団内において，疾患を有している者の割合．一時点での調査によって把握される．

*罹患率
多くの統計では，1 年間に発生した患者数を分子，その年の代表人口を分母として計算する．疫学研究においては，分母を当該集団数×追跡年数とする．有病率とは一定期間集団を観察している点が異なる．

*リスクファクター
危険要因．疾病発生の確率に影響を与える曝露要因．

*レセプト
診療報酬請求明細書．病院や診療所が医療費の保険負担分の支払いを医療保険者に請求するために発行する．

*連携・協働
連携は同じ目的をもつものが互いに連絡をとりあい，協力して物事を行うこと．協働は同じ目的と計画を共有する人びとが協力して目標を達成していくこと．

参 考 資 料

1. 栄養士法
2. 健康増進法
 2-1　健康増進法
 2-2　健康増進法施行規則
3. 地域保健法（抜粋）
4. 食育基本法（抜粋）
5. 第2次食育推進基本計画
6. 地域における行政栄養士による健康づくり及び栄養・食生活の改善の基本指針
7. 特定給食施設における栄養管理に関する指導及び支援

1. 栄養士法（昭和22年12月29日，法律第245号（最終改正：平成19年6月27日，法律第96号））

第1条 この法律で栄養士とは，都道府県知事の免許を受けて，栄養士の名称を用いて栄養の指導に従事することを業とする者をいう．

2　この法律で管理栄養士とは，厚生労働大臣の免許を受けて，管理栄養士の名称を用いて，傷病者に対する療養のため必要な栄養の指導，個人の身体の状況，栄養状態等に応じた高度の専門的知識及び技術を要する健康の保持増進のための栄養の指導並びに特定多数人に対して継続的に食事を供給する施設における利用者の身体の状況，栄養状態，利用の状況等に応じた特別の配慮を必要とする給食管理及びこれらの施設に対する栄養改善上必要な指導等を行うことを業とする者をいう．

第2条　栄養士の免許は，厚生労働大臣の指定した栄養士の養成施設（以下「養成施設」という．）において2年以上栄養士として必要な知識及び技能を修得した者に対して，都道府県知事が与える．

2　養成施設に入所することができる者は，学校教育法（昭和22年法律第26号）第90条に規定する者とする．

3　管理栄養士の免許は，管理栄養士国家試験に合格した者に対して，厚生労働大臣が与える．

第3条　次の各号のいずれかに該当する者には，栄養士又は管理栄養士の免許を与えないことがある．
　一　罰金以上の刑に処せられた者
　二　前号に該当する者を除くほか，第1条に規定する業務に関し犯罪又は不正の行為があつた者

第3条の2　都道府県に栄養士名簿を備え，栄養士の免許に関する事項を登録する．

2　厚生労働省に管理栄養士名簿を備え，管理栄養士の免許に関する事項を登録する．

第4条　栄養士の免許は，都道府県知事が栄養士名簿に登録することによつて行う．

2　都道府県知事は，栄養士の免許を与えたときは，栄養士免許証を交付する．

3　管理栄養士の免許は，厚生労働大臣が管理栄養士名簿に登録することによつて行う．

4　厚生労働大臣は，管理栄養士の免許を与えたときは，管理栄養士免許証を交付する．

第5条　栄養士が第3条各号のいずれかに該当するに至つたときは，都道府県知事は，当該栄養士に対する免許を取り消し，又は1年以内の期間を定めて栄養士の名称の使用の停止を命ずることができる．

2　管理栄養士が第3条各号のいずれかに該当するに至つたときは，厚生労働大臣は，当該管理栄養士に対する免許を取り消し，又は1年以内の期間を定めて管理栄養士の名称の使用の停止を命ずることができる．

3　都道府県知事は，第1項の規定により栄養士の免許を取り消し，又は栄養士の名称の使用の停止を命じたときは，速やかに，その旨を厚生労働大臣に通知しなければならない．

4　厚生労働大臣は，第2項の規定により管理栄養士の免許を取り消し，又は管理栄養士の名称の使用の停止を命じたときは，速やかに，その旨を当該処分を受けた者が受けている栄養士の免許を与えた都道府県知事に通知しなければならない．

第5条の2　厚生労働大臣は，毎年少なくとも1回，管理栄養士として必要な知識及び技能について，管理栄養士国家試験を行う．

第5条の3　管理栄養士国家試験は，栄養士であつて次の各号のいずれかに該当するものでなければ，受けることができない．
　一　修業年限が2年である養成施設を卒業して栄養士の免許を受けた後厚生労働省令で定める施設において3年以上栄養の指導に従事した者
　二　修業年限が3年である養成施設を卒業して栄養士の免許を受けた後厚生労働省令で定める施設において2年以上栄養の指導に従事した者
　三　修業年限が4年である養成施設を卒業して栄養士の免許を受けた後厚生労働省令で定める施設において1年以上栄養の指導に従事した者
　四　修業年限が4年である養成施設であつて，学校（学校教育法第1条の学校並びに同条の学校の設置者が設置している同法第124条の専修学校及び同法第134条の各種学校をいう．以下この号において同じ．）であるものにあつては文部科学大臣及び厚生労働大臣が，学校以外のものにあつては厚生労働大臣が，政令で定める基準により指定したもの（以下「管理栄養士養成施設」という．）を卒業した者

第5条の4　管理栄養士国家試験に関して不正の行為があつた場合には，当該不正行為に関係のある者について，その受験を停止させ，又はその試験を無効とすることができる．この場合においては，なお，その者について，期間を定めて管理栄養士国家試験を受けることを許さないことができる．

第5条の5　管理栄養士は，傷病者に対する療養のため必要な栄養の指導を行うに当たつては，主治の医師の指導を受けなければならない．

第6条　栄養士でなければ，栄養士又はこれに類似する名称を用いて第1条第1項に規定する業務を行つてはならない．

2　管理栄養士でなければ，管理栄養士又はこれに類似する名称を用いて第1条第2項に規定する業務を行つてはならない．

第6条の2　管理栄養士国家試験に関する事務をつかさどらせるため，厚生労働省に管理栄養士国家試験委員を置く．

第6条の3　管理栄養士国家試験委員その他管理栄養士国家試験に関する事務をつかさどる者は，その事務の施行に当たつて厳正を保持し，不正の行為がないようにしなければならない．

第6条の4　この法律に規定する厚生労働大臣の権限は，厚生労働省令で定めるところにより，地方厚生局長に委任することができる．

2　前項の規定により地方厚生局長に委任された権限は，厚生労働省令で定めるところにより，地方厚生支局長に委任することができる．

第7条　この法律に定めるもののほか，栄養士の免許及び免許証，養成施設，管理栄養士の免許及び免許証，管理栄養士養成施設，管理栄養士国家試験並びに管理栄養士国家試験委員に関し必要な事項は，政令でこれを定める．

第7条の2　第6条の3の規定に違反して，故意若しくは重大な過失により事前に試験問題を漏らし，又は故意に不正の採点をした者は，6月以下の懲役又は50万円以下の罰金に処する．

第8条　次の各号のいずれかに該当する者は，30万円以下の罰金に処する．

一　第5条第1項の規定により栄養士の名称の使用の停止を命ぜられた者で，当該停止を命ぜられた期間中に，栄養士の名称を使用して第1条第1項に規定する業務を行つたもの

二　第5条第2項の規定により管理栄養士の名称の使用の停止を命ぜられた者で，当該停止を命ぜられた期間中に，管理栄養士の名称を使用して第1条第2項に規定する業務を行つたもの

三　第6条第1項の規定に違反して，栄養士又はこれに類似する名称を用いて第1条第1項に規定する業務を行つた者

四　第6条第2項の規定に違反して，管理栄養士又はこれに類似する名称を用いて第1条第2項に規定する業務を行つた者

2-1.　健康増進法（平成14年8月2日，法律第103号（最終改正：平成26年6月13日，法律第69号））

第1章　総則

(目的)

第1条　この法律は，我が国における急速な高齢化の進展及び疾病構造の変化に伴い，国民の健康の増進の重要性が著しく増大していることにかんがみ，国民の健康の増進の総合的な推進に関し基本的な事項を定めるとともに，国民の栄養の改善その他の国民の健康の増進を図るための措置を講じ，もって国民保健の向上を図ることを目的とする．

(国民の責務)

第2条　国民は，健康な生活習慣の重要性に対する関心と理解を深め，生涯にわたって，自らの健康状態を自覚するとともに，健康の増進に努めなければならない．

(国及び地方公共団体の責務)

第3条　国及び地方公共団体は，教育活動及び広報活動を通じた健康の増進に関する正しい知識の普及，健康の増進に関する情報の収集，整理，分析及び提供並びに研究の推進並びに健康の増進に係る人材の養成及び資質の向上を図るとともに，健康増進事業実施者その他の関係者に対し，必要な技術的援助を与えることに努めなければならない．

(健康増進事業実施者の責務)

第4条　健康増進事業実施者は，健康教育，健康相談その他国民の健康の増進のために必要な事業（以下「健康増進事

業」という.）を積極的に推進するよう努めなければならない．

（関係者の協力）

第5条 国，都道府県，市町村（特別区を含む．以下同じ.），健康増進事業実施者，医療機関その他の関係者は，国民の健康の増進の総合的な推進を図るため，相互に連携を図りながら協力するよう努めなければならない．

（定義）

第6条 この法律において「健康増進事業実施者」とは，次に掲げる者をいう．

一　健康保険法（大正11年法律第70号）の規定により健康増進事業を行う全国健康保険協会，健康保険組合又は健康保険組合連合会

二　船員保険法（昭和14年法律第73号）の規定により健康増進事業を行う全国健康保険協会

三　国民健康保険法（昭和33年法律第192号）の規定により健康増進事業を行う市町村，国民健康保険組合又は国民健康保険団体連合会

四　国家公務員共済組合法（昭和33年法律第128号）の規定により健康増進事業を行う国家公務員共済組合又は国家公務員共済組合連合会

五　地方公務員等共済組合法（昭和37年法律第152号）の規定により健康増進事業を行う地方公務員共済組合又は全国市町村職員共済組合連合会

六　私立学校教職員共済法（昭和28年法律第245号）の規定により健康増進事業を行う日本私立学校振興・共済事業団

七　学校保健安全法（昭和33年法律第56号）の規定により健康増進事業を行う者

八　母子保健法（昭和40年法律第141号）の規定により健康増進事業を行う市町村

九　労働安全衛生法（昭和47年法律第57号）の規定により健康増進事業を行う事業者

十　高齢者の医療の確保に関する法律（昭和57年法律第80号）の規定により健康増進事業を行う全国健康保険協会，健康保険組合，市町村，国民健康保険組合，共済組合，日本私立学校振興・共済事業団又は後期高齢者医療広域連合

十一　介護保険法（平成9年法律第123号）の規定により健康増進事業を行う市町村

十二　この法律の規定により健康増進事業を行う市町村

十三　その他健康増進事業を行う者であって，政令で定めるもの

第2章　基本方針等

（基本方針）

第7条 厚生労働大臣は，国民の健康の増進の総合的な推進を図るための基本的な方針（以下「基本方針」という.）を定めるものとする．

2　基本方針は，次に掲げる事項について定めるものとする．

一　国民の健康の増進の推進に関する基本的な方向

二　国民の健康の増進の目標に関する事項

三　次条第1項の都道府県健康増進計画及び同条第2項の市町村健康増進計画の策定に関する基本的な事項

四　第10条第1項の国民健康・栄養調査その他の健康の増進に関する調査及び研究に関する基本的な事項

五　健康増進事業実施者間における連携及び協力に関する基本的な事項

六　食生活，運動，休養，飲酒，喫煙，歯の健康の保持その他の生活習慣に関する正しい知識の普及に関する事項

七　その他国民の健康の増進の推進に関する重要事項

3　厚生労働大臣は，基本方針を定め，又はこれを変更しようとするときは，あらかじめ，関係行政機関の長に協議するものとする．

4　厚生労働大臣は，基本方針を定め，又はこれを変更したときは，遅滞なく，これを公表するものとする．

（都道府県健康増進計画等）

第8条 都道府県は，基本方針を勘案して，当該都道府県の住民の健康の増進の推進に関する施策についての基本的な計画（以下「都道府県健康増進計画」という.）を定めるものとする．

2　市町村は，基本方針及び都道府県健康増進計画を勘案して，当該市町村の住民の健康の増進の推進に関する施策につ

いての計画（以下「市町村健康増進計画」という．）を定めるよう努めるものとする．
3　国は，都道府県健康増進計画又は市町村健康増進計画に基づいて住民の健康増進のために必要な事業を行う都道府県又は市町村に対し，予算の範囲内において，当該事業に要する費用の1部を補助することができる．

（健康診査の実施等に関する指針）

第9条　厚生労働大臣は，生涯にわたる国民の健康の増進に向けた自主的な努力を促進するため，健康診査の実施及びその結果の通知，健康手帳（自らの健康管理のために必要な事項を記載する手帳をいう．）の交付その他の措置に関し，健康増進事業実施者に対する健康診査の実施等に関する指針（以下「健康診査等指針」という．）を定めるものとする．
2　厚生労働大臣は，健康診査等指針を定め，又はこれを変更しようとするときは，あらかじめ，総務大臣，財務大臣及び文部科学大臣に協議するものとする．
3　厚生労働大臣は，健康診査等指針を定め，又はこれを変更したときは，遅滞なく，これを公表するものとする．

第3章　国民健康・栄養調査等

（国民健康・栄養調査の実施）

第10条　厚生労働大臣は，国民の健康の増進の総合的な推進を図るための基礎資料として，国民の身体の状況，栄養摂取量及び生活習慣の状況を明らかにするため，国民健康・栄養調査を行うものとする．
2　厚生労働大臣は，国立研究開発法人医薬基盤・健康・栄養研究所（以下「研究所」という．）に，国民健康・栄養調査の実施に関する事務のうち集計その他の政令で定める事務の全部又は1部を行わせることができる．
3　都道府県知事（保健所を設置する市又は特別区にあっては，市長又は区長．以下同じ．）は，その管轄区域内の国民健康・栄養調査の執行に関する事務を行う．

（調査世帯）

第11条　国民健康・栄養調査の対象の選定は，厚生労働省令で定めるところにより，毎年，厚生労働大臣が調査地区を定め，その地区内において都道府県知事が調査世帯を指定することによって行う．

（国民健康・栄養調査員）

第12条　都道府県知事は，その行う国民健康・栄養調査の実施のために必要があるときは，国民健康・栄養調査員を置くことができる．
2　前項に定めるもののほか，国民健康・栄養調査員に関し必要な事項は，厚生労働省令でこれを定める．

（国の負担）

第13条　国は，国民健康・栄養調査に要する費用を負担する．

（調査票の使用制限）

第14条　国民健康・栄養調査のために集められた調査票は，第10条第1項に定める調査の目的以外の目的のために使用してはならない．

（省令への委任）

第15条　第10条から前条までに定めるもののほか，国民健康・栄養調査の方法及び調査項目その他国民健康・栄養調査の実施に関して必要な事項は，厚生労働省令で定める．

（生活習慣病の発生の状況の把握）

第16条　国及び地方公共団体は，国民の健康の増進の総合的な推進を図るための基礎資料として，国民の生活習慣とがん，循環器病その他の政令で定める生活習慣病（以下単に「生活習慣病」という．）との相関関係を明らかにするため，生活習慣病の発生の状況の把握に努めなければならない．

（食事摂取基準）

第16条の2　厚生労働大臣は，生涯にわたる国民の栄養摂取の改善に向けた自主的な努力を促進するため，国民健康・栄養調査その他の健康の保持増進に関する調査及び研究の成果を分析し，その分析の結果を踏まえ，食事による栄養摂取量の基準（以下この条において「食事摂取基準」という．）を定めるものとする．
2　食事摂取基準においては，次に掲げる事項を定めるものとする．
　一　国民がその健康の保持増進を図る上で摂取することが望ましい熱量に関する事項
　二　国民がその健康の保持増進を図る上で摂取することが望ましい次に掲げる栄養素の量に関する事項
　　イ　国民の栄養摂取の状況からみてその欠乏が国民の健康の保持増進を妨げているものとして厚生労働省令で定

める栄養素

　　ロ　国民の栄養摂取の状況からみてその過剰な摂取が国民の健康の保持増進を妨げているものとして厚生労働省令で定める栄養素

3　厚生労働大臣は，食事摂取基準を定め，又は変更したときは，遅滞なく，これを公表するものとする．

第4章　保健指導等

（市町村による生活習慣相談等の実施）

第17条　市町村は，住民の健康の増進を図るため，医師，歯科医師，薬剤師，保健師，助産師，看護師，准看護師，管理栄養士，栄養士，歯科衛生士その他の職員に，栄養の改善その他の生活習慣の改善に関する事項につき住民からの相談に応じさせ，及び必要な栄養指導その他の保健指導を行わせ，並びにこれらに付随する業務を行わせるものとする．

2　市町村は，前項に規定する業務の一部について，健康保険法第63条第3項各号に掲げる病院又は診療所その他適当と認められるものに対し，その実施を委託することができる．

（都道府県による専門的な栄養指導その他の保健指導の実施）

第18条　都道府県，保健所を設置する市及び特別区は，次に掲げる業務を行うものとする．

　一　住民の健康の増進を図るために必要な栄養指導その他の保健指導のうち，特に専門的な知識及び技術を必要とするものを行うこと．

　二　特定かつ多数の者に対して継続的に食事を供給する施設に対し，栄養管理の実施について必要な指導及び助言を行うこと．

　三　前2号の業務に付随する業務を行うこと．

2　都道府県は，前条第1項の規定により市町村が行う業務の実施に関し，市町村相互間の連絡調整を行い，及び市町村の求めに応じ，その設置する保健所による技術的事項についての協力その他当該市町村に対する必要な援助を行うものとする．

（栄養指導員）

第19条　都道府県知事は，前条第1項に規定する業務（同項第1号及び第3号に掲げる業務については，栄養指導に係るものに限る．）を行う者として，医師又は管理栄養士の資格を有する都道府県，保健所を設置する市又は特別区の職員のうちから，栄養指導員を命ずるものとする．

（市町村による健康増進事業の実施）

第19条の2　市町村は，第17条第1項に規定する業務に係る事業以外の健康増進事業であって厚生労働省令で定めるものの実施に努めるものとする．

（都道府県による健康増進事業に対する技術的援助等の実施）

第19条の3　都道府県は，前条の規定により市町村が行う事業の実施に関し，市町村相互間の連絡調整を行い，及び市町村の求めに応じ，その設置する保健所による技術的事項についての協力その他当該市町村に対する必要な援助を行うものとする．

（報告の徴収）

第19条の4　厚生労働大臣又は都道府県知事は，市町村に対し，必要があると認めるときは，第17条第1項に規定する業務及び第19条の2に規定する事業の実施の状況に関する報告を求めることができる．

第5章　特定給食施設等／第1節　特定給食施設における栄養管理

（特定給食施設の届出）

第20条　特定給食施設（特定かつ多数の者に対して継続的に食事を供給する施設のうち栄養管理が必要なものとして厚生労働省令で定めるものをいう．以下同じ．）を設置した者は，その事業の開始の日から一月以内に，その施設の所在地の都道府県知事に，厚生労働省令で定める事項を届け出なければならない．

2　前項の規定による届出をした者は，同項の厚生労働省令で定める事項に変更を生じたときは，変更の日から1月以内に，その旨を当該都道府県知事に届け出なければならない．その事業を休止し，又は廃止したときも，同様とする．

（特定給食施設における栄養管理）

第21条　特定給食施設であって特別の栄養管理が必要なものとして厚生労働省令で定めるところにより都道府県知事

が指定するものの設置者は，当該特定給食施設に管理栄養士を置かなければならない．

2 前項に規定する特定給食施設以外の特定給食施設の設置者は，厚生労働省令で定めるところにより，当該特定給食施設に栄養士又は管理栄養士を置くように努めなければならない．

3 特定給食施設の設置者は，前2項に定めるもののほか，厚生労働省令で定める基準に従って，適切な栄養管理を行わなければならない．

(指導及び助言)

第22条 都道府県知事は，特定給食施設の設置者に対し，前条第1項又は第3項の規定による栄養管理の実施を確保するため必要があると認めるときは，当該栄養管理の実施に関し必要な指導及び助言をすることができる．

(勧告及び命令)

第23条 都道府県知事は，第21条第1項の規定に違反して管理栄養士を置かず，若しくは同条第3項の規定に違反して適切な栄養管理を行わず，又は正当な理由がなくて前条の栄養管理をしない特定給食施設の設置者があるときは，当該特定給食施設の設置者に対し，管理栄養士を置き，又は適切な栄養管理を行うよう勧告をすることができる．

2 都道府県知事は，前項に規定する勧告を受けた特定給食施設の設置者が，正当な理由がなくてその勧告に係る措置をとらなかったときは，当該特定給食施設の設置者に対し，その勧告に係る措置をとるべきことを命ずることができる．

(立入検査等)

第24条 都道府県知事は，第21条第1項又は第3項の規定による栄養管理の実施を確保するため必要があると認めるときは，特定給食施設の設置者若しくは管理者に対し，その業務に関し報告をさせ，又は栄養指導員に，当該施設に立ち入り，業務の状況若しくは帳簿，書類その他の物件を検査させ，若しくは関係者に質問させることができる．

2 前項の規定により立入検査又は質問をする栄養指導員は，その身分を示す証明書を携帯し，関係者に提示しなければならない．

3 第1項の規定による権限は，犯罪捜査のために認められたものと解釈してはならない．

第5章 特定給食施設等／第2節 受動喫煙の防止

第25条 学校，体育館，病院，劇場，観覧場，集会場，展示場，百貨店，事務所，官公庁施設，飲食店その他の多数の者が利用する施設を管理する者は，これらを利用する者について，受動喫煙（室内又はこれに準ずる環境において，他人のたばこの煙を吸わされることをいう．）を防止するために必要な措置を講ずるように努めなければならない．

第6章 特別用途表示，栄養表示基準等

(特別用途表示の許可)

第26条 販売に供する食品につき，乳児用，幼児用，妊産婦用，病者用その他内閣府令で定める特別の用途に適する旨の表示（以下「特別用途表示」という．）をしようとする者は，内閣総理大臣の許可を受けなければならない．

2 前項の許可を受けようとする者は，製品見本を添え，商品名，原材料の配合割合及び当該製品の製造方法，成分分析表，許可を受けようとする特別用途表示の内容その他内閣府令で定める事項を記載した申請書を，その営業所の所在地の都道府県知事を経由して内閣総理大臣に提出しなければならない．

3 内閣総理大臣は，研究所又は内閣総理大臣の登録を受けた法人（以下「登録試験機関」という．）に，第1項の許可を行うについて必要な試験（以下「許可試験」という．）を行わせるものとする．

4 第1項の許可を申請する者は，実費（許可試験に係る実費を除く．）を勘案して政令で定める額の手数料を国に，研究所の行う許可試験にあっては許可試験に係る実費を勘案して政令で定める額の手数料を研究所に，登録試験機関の行う許可試験にあっては当該登録試験機関が内閣総理大臣の認可を受けて定める額の手数料を当該登録試験機関に納めなければならない．

5 内閣総理大臣は，第1項の許可をしようとするときは，あらかじめ，厚生労働大臣の意見を聴かなければならない．

6 第1項の許可を受けて特別用途表示をする者は，当該許可に係る食品（以下「特別用途食品」という．）につき，内閣府令で定める事項を内閣府令で定めるところにより表示しなければならない．

7 内閣総理大臣は，第1項又は前項の内閣府令を制定し，又は改廃しようとするときは，あらかじめ，厚生労働大臣に協議しなければならない．

(登録試験機関の登録)

第26条の2 登録試験機関の登録を受けようとする者は，内閣府令で定める手続に従い，実費を勘案して政令で定める

額の手数料を納めて，内閣総理大臣に登録の申請をしなければならない．

(欠格条項)

第26条の3 次の各号のいずれかに該当する法人は，第26条第3項の登録を受けることができない．
一 その法人又はその業務を行う役員がこの法律の規定に違反し，罰金以上の刑に処せられ，その執行を終わり，又はその執行を受けることのなくなった日から2年を経過しないもの
二 第26条の13の規定により登録を取り消され，その取消しの日から2年を経過しない法人
三 第26条の13の規定による登録の取消しの日前3日以内にその取消しに係る法人の業務を行う役員であった者でその取消しの日から2年を経過しないものがその業務を行う役員となっている法人

(登録の基準)

第26条の4 内閣総理大臣は，第26条の2の規定により登録を申請した者（以下この項において「登録申請者」という．）が次に掲げる要件のすべてに適合しているときは，その登録をしなければならない．この場合において，登録に関して必要な手続は，内閣府令で定める．
一 別表の上欄に掲げる機械器具その他の設備を有し，かつ，許可試験は同表の中欄に掲げる条件に適合する知識経験を有する者が実施し，その人数が同表の下欄に掲げる数以上であること．
二 次に掲げる許可試験の信頼性の確保のための措置がとられていること．
　イ 試験を行う部門に許可試験の種類ごとにそれぞれ専任の管理者を置くこと．
　ロ 許可試験の業務の管理及び精度の確保に関する文書が作成されていること．
　ハ ロに掲げる文書に記載されたところに従い許可試験の業務の管理及び精度の確保を行う専任の部門を置くこと．
三 登録申請者が，第26条第1項若しくは第29条第1項の規定により許可若しくは承認を受けなければならないこととされる食品を製造し，輸入し，又は販売する食品衛生法（昭和22年法律第233号）第4条第8項に規定する営業者（以下この号及び第26条の10第2項において「特別用途食品営業者」という．）に支配されているものとして次のいずれかに該当するものでないこと．
　イ 登録申請者が株式会社である場合にあっては，特別用途食品営業者がその親法人（会社法（平成17年法律第86号）第879条第1項に規定する親法人をいう．）であること．
　ロ 登録申請者の役員（持分会社（会社法第575条第1項に規定する持分会社をいう．）にあっては，業務を執行する社員）に占める特別用途食品営業者の役員又は職員（過去2年間に当該特別用途食品営業者の役員又は職員であった者を含む．）の割合が2分の1を超えていること．
　ハ 登録申請者の代表権を有する役員が，特別用途食品営業者の役員又は職員（過去2年間に当該特別用途食品営業者の役員又は職員であった者を含む．）であること．

2 登録は，次に掲げる事項を登録台帳に記帳して行う．
一 登録年月日及び登録番号
二 登録試験機関の名称，代表者の氏名及び主たる事務所の所在地
三 登録試験機関が許可試験を行う事業所の名称及び所在地

(登録の更新)

第26条の5 登録試験機関の登録は，5年以上10年以内において政令で定める期間ごとにその更新を受けなければ，その期間の経過によって，その効力を失う．

2 前3条の規定は，前項の登録の更新について準用する．

(試験の義務)

第26条の6 登録試験機関は，許可試験を行うことを求められたときは，正当な理由がある場合を除き，遅滞なく，許可試験を行わなければならない．

(事業所の変更の届出)

第26条の7 登録試験機関は，許可試験を行う事業所の所在地を変更しようとするときは，変更しようとする日の2週間前までに，内閣総理大臣に届け出なければならない．

（試験業務規程）
第26条の8 登録試験機関は，許可試験の業務に関する規程（以下「試験業務規程」という．）を定め，許可試験の業務の開始前に，内閣総理大臣の認可を受けなければならない．これを変更しようとするときも，同様とする．
2 試験業務規程には，許可試験の実施方法，許可試験の手数料その他の内閣府令で定める事項を定めておかなければならない．
3 内閣総理大臣は，第1項の認可をした試験業務規程が許可試験の適正かつ確実な実施上不適当となったと認めるときは，登録試験機関に対し，その試験業務規程を変更すべきことを命ずることができる．

（業務の休廃止）
第26条の9 登録試験機関は，内閣総理大臣の許可を受けなければ，許可試験の業務の全部又は1部を休止し，又は廃止してはならない．

（財務諸表等の備付け及び閲覧等）
第26条の10 登録試験機関は，毎事業年度経過後3月以内に，その事業年度の財産目録，貸借対照表及び損益計算書又は収支計算書並びに事業報告書（その作成に代えて電磁的記録（電子的方式，磁気的方式その他の人の知覚によっては認識することができない方式で作られる記録であって，電子計算機による情報処理の用に供されるものをいう．以下この条において同じ．）の作成がされている場合における当該電磁的記録を含む．次項及び第40条において「財務諸表等」という．）を作成し，5年間事業所に備えて置かなければならない．
2 特別用途食品営業者その他の利害関係人は，登録試験機関の業務時間内は，いつでも，次に掲げる請求をすることができる．ただし，第2号又は第4号の請求をするには，登録試験機関の定めた費用を支払わなければならない．
 一 財務諸表等が書面をもって作成されているときは，当該書面の閲覧又は謄写の請求
 二 前号の書面の謄本又は抄本の請求
 三 財務諸表等が電磁的記録をもって作成されているときは，当該電磁的記録に記録された事項を内閣府令で定める方法により表示したものの閲覧又は謄写の請求
 四 前号の電磁的記録に記録された事項を電磁的方法であって内閣府令で定めるものにより提供することの請求又は当該事項を記載した書面の交付の請求

（秘密保持義務等）
第26条の11 登録試験機関の役員若しくは職員又はこれらの職にあった者は，許可試験の業務に関して知り得た秘密を漏らしてはならない．
2 許可試験の業務に従事する登録試験機関の役員又は職員は，刑法（明治40年法律第45号）その他の罰則の適用については，法令により公務に従事する職員とみなす．

（適合命令）
第26条の12 内閣総理大臣は，登録試験機関が第26条の4第1項各号のいずれかに適合しなくなったと認めるときは，その登録試験機関に対し，これらの規定に適合するため必要な措置をとるべきことを命ずることができる．

（登録の取消し等）
第26条の13 内閣総理大臣は，登録試験機関が次の各号のいずれかに該当するときは，その登録を取り消し，又は期間を定めて許可試験の業務の全部若しくは1部の停止を命ずることができる．
 一 第26条の3第1号又は第3号に該当するに至ったとき．
 二 第26条の6，第26条の7，第26条の9，第26条の10第1項又は次条の規定に違反したとき．
 三 正当な理由がないのに第26条の10第2項各号の規定による請求を拒んだとき．
 四 第26条の8第1項の認可を受けた試験業務規程によらないで許可試験を行ったとき．
 五 第26条の8第3項又は前条の規定による命令に違反したとき．
 六 不正の手段により第26条第3項の登録（第26条の5第1項の登録の更新を含む．）を受けたとき．

（帳簿の記載）
第26条の14 登録試験機関は，内閣府令で定めるところにより，帳簿を備え，許可試験に関する業務に関し内閣府令で定める事項を記載し，これを保存しなければならない．

（登録試験機関以外の者による人を誤認させる行為の禁止）

第26条の15 登録試験機関以外の者は，その行う業務が許可試験であると人を誤認させるような表示その他の行為をしてはならない．

2 内閣総理大臣は，登録試験機関以外の者に対し，その行う業務が許可試験であると人を誤認させないようにするための措置をとるべきことを命ずることができる．

（報告の徴収）

第26条の16 内閣総理大臣は，この法律の施行に必要な限度において，登録試験機関に対し，その業務又は経理の状況に関し報告をさせることができる．

（立入検査）

第26条の17 内閣総理大臣は，この法律の施行に必要な限度において，その職員に，登録試験機関の事務所又は事業所に立ち入り，業務の状況又は帳簿，書類その他の物件を検査させることができる．

2 前項の規定により立入検査をする職員は，その身分を示す証明書を携帯し，関係者に提示しなければならない．

3 第1項の立入検査の権限は，犯罪捜査のために認められたものと解釈してはならない．

（公示）

第26条の18 内閣総理大臣は，次の場合には，その旨を官報に公示しなければならない．

一 第26条第3項の登録をしたとき．

二 第26条の5第1項の規定により登録試験機関の登録がその効力を失ったとき．

三 第26条の7の規定による届出があったとき．

四 第26条の9の規定による許可をしたとき．

五 第26条の13の規定により登録試験機関の登録を取り消し，又は許可試験の業務の停止を命じたとき．

（特別用途食品の検査及び収去）

第27条 内閣総理大臣又は都道府県知事は，必要があると認めるときは，当該職員に特別用途食品の製造施設，貯蔵施設又は販売施設に立ち入らせ，販売の用に供する当該特別用途食品を検査させ，又は試験の用に供するのに必要な限度において当該特別用途食品を収去させることができる．

2 前項の規定により立入検査又は収去をする職員は，その身分を示す証明書を携帯し，関係者に提示しなければならない．

3 第1項に規定する当該職員の権限は，食品衛生法第30条第1項に規定する食品衛生監視員が行うものとする．

4 第1項の規定による権限は，犯罪捜査のために認められたものと解釈してはならない．

5 内閣総理大臣は，研究所に，第1項の規定により収去された食品の試験を行わせるものとする．

（特別用途表示の許可の取消し）

第28条 内閣総理大臣は，第26条第1項の許可を受けた者が次の各号のいずれかに該当するときは，当該許可を取り消すことができる．

一 第26条第6項の規定に違反したとき．

二 当該許可に係る食品につき虚偽の表示をしたとき．

三 当該許可を受けた日以降における科学的知見の充実により当該許可に係る食品について当該許可に係る特別用途表示をすることが適切でないことが判明するに至ったとき．

（特別用途表示の承認）

第29条 本邦において販売に供する食品につき，外国において特別用途表示をしようとする者は，内閣総理大臣の承認を受けることができる．

2 第26条第2項から第7項まで及び前条の規定は前項の承認について，第27条の規定は同項の承認に係る食品について準用する．この場合において，第26条第2項中「その営業所の所在地の都道府県知事を経由して内閣総理大臣」とあるのは「内閣総理大臣」と，第27条第1項中「製造施設，貯蔵施設」とあるのは「貯蔵施設」と，前条第1号中「第26条第6項」とあるのは「次条第2項において準用する第26条第6項」と読み替えるものとする．

（特別用途表示がされた食品の輸入の許可）

第30条 本邦において販売に供する食品であって，第26条第1項の規定による許可又は前条第1項の規定による承認

を受けずに特別用途表示がされたものを輸入しようとする者については，その者を第26条第1項に規定する特別用途表示をしようとする者とみなして，同条及び第37条第2号の規定を適用する．

(誇大表示の禁止)

第31条 何人も，食品として販売に供する物に関して広告その他の表示をするときは，健康の保持増進の効果その他内閣府令で定める事項（次条第3項において「健康保持増進効果等」という．）について，著しく事実に相違する表示をし，又は著しく人を誤認させるような表示をしてはならない．

2　内閣総理大臣は，前項の内閣府令を制定し，又は改廃しようとするときは，あらかじめ，厚生労働大臣に協議しなければならない．

(勧告等)

第32条 内閣総理大臣は，前条第1項の規定に違反して表示をした者がある場合において，国民の健康の保持増進及び国民に対する正確な情報の伝達に重大な影響を与えるおそれがあると認めるときは，その者に対し，当該表示に関し必要な措置をとるべき旨の勧告をすることができる．

2　内閣総理大臣は，前項に規定する勧告を受けた者が，正当な理由がなくてその勧告に係る措置をとらなかったときは，その者に対し，その勧告に係る措置をとるべきことを命ずることができる．

3　第27条の規定は，食品として販売に供する物であって健康保持増進効果等についての表示がされたもの（特別用途食品及び第29条第1項の承認を受けた食品を除く．）について準用する．

(再審査請求)

第33条 第27条第1項（第29条第2項及び前条第3項において準用する場合を含む．）の規定により保健所を設置する市又は特別区の長が行う処分についての審査請求の裁決に不服がある者は，内閣総理大臣に対して再審査請求をすることができる．

第7章　雑則

(事務の区分)

第34条 第0条第3項，第11条第1項，第26条第2項及び第27条第1項（第29条第2項において準用する場合を含む．）の規定により都道府県，保健所を設置する市又は特別区が処理することとされている事務は，地方自治法（昭和22年法律第67号）第2条第9項第1号に規定する第1号法定受託事務とする．

(権限の委任)

第35条 この法律に規定する厚生労働大臣の権限は，厚生労働省令で定めるところにより，地方厚生局長に委任することができる．

2　前項の規定により地方厚生局長に委任された権限は，厚生労働省令で定めるところにより，地方厚生支局長に委任することができる．

3　内閣総理大臣は，この法律による権限（政令で定めるものを除く．）を消費者庁長官に委任する．

4　消費者庁長官は，政令で定めるところにより，前項の規定により委任された権限の1部を地方厚生局長又は地方厚生支局長に委任することができる．

5　地方厚生局長又は地方厚生支局長は，前項の規定により委任された権限を行使したときは，その結果について消費者庁長官に報告するものとする．

第8章　罰則

第36条 国民健康・栄養調査に関する事務に従事した公務員，研究所の職員若しくは国民健康・栄養調査員又はこれらの職にあった者が，その職務の執行に関して知り得た人の秘密を正当な理由がなく漏らしたときは，1年以下の懲役又は100万円以下の罰金に処する．

2　職務上前項の秘密を知り得た他の公務員又は公務員であった者が，正当な理由がなくその秘密を漏らしたときも，同項と同様とする．

3　第26条の11第1項の規定に違反してその職務に関して知り得た秘密を漏らした者は，1年以下の懲役又は100万円以下の罰金に処する．

4　第26条の13の規定による業務の停止の命令に違反したときは，その違反行為をした登録試験機関の役員又は職員は，1年以下の懲役又は100万円以下の罰金に処する．

第36条の2 第32条第2項の規定に基づく命令に違反した者は，6月以下の懲役又は100万円以下の罰金に処する．

第37条 次の各号のいずれかに該当する者は，50万円以下の罰金に処する．
一 第23条第2項の規定に基づく命令に違反した者
二 第26条第1項の規定に違反した者
三 第26条の15第2項の規定による命令に違反した者

第37条の2 次に掲げる違反があった場合においては，その行為をした登録試験機関の代表者，代理人，使用人その他の従業者は，50万円以下の罰金に処する．
一 第26条の9の規定による許可を受けないで，許可試験の業務を廃止したとき．
二 第26条の14の規定による帳簿の記載をせず，虚偽の記載をし，又は帳簿を保存しなかったとき．
三 第26条の16の規定による報告をせず，又は虚偽の報告をしたとき．
四 第26条の17第1項の規定による検査を拒み，妨げ，又は忌避したとき．

第38条 次の各号のいずれかに該当する者は，30万円以下の罰金に処する．
一 第24条第1項の規定による報告をせず，若しくは虚偽の報告をし，又は同項の規定による検査を拒み，妨げ，若しくは忌避し，若しくは同項の規定による質問に対して答弁をせず，若しくは虚偽の答弁をした者
二 第27条第1項（第29条第2項において準用する場合を含む．）の規定による検査又は収去を拒み，妨げ，又は忌避した者

第39条 法人の代表者又は法人若しくは人の代理人，使用人その他の従業者が，その法人又は人の業務に関し，第37条又は前条の違反行為をしたときは，行為者を罰するほか，その法人又は人に対して各本条の刑を科する．

第40条 第26条の10第1項の規定に違反して財務諸表等を備えて置かず，財務諸表等に記載すべき事項を記載せず，若しくは虚偽の記載をし，又は正当な理由がないのに同条第2項各号の規定による請求を拒んだ者は，20万円以下の過料に処する．

附則（略）

別表（第26条の4関係）

一 遠心分離機　二 純水製造装置　三 超低温槽　四 ホモジナイザー　五 ガスクロマトグラフ　六 原子吸光分光光度計　七 高速液体クロマトグラフ　八 乾熱滅菌器　九 光学顕微鏡　十 高圧滅菌器　十一 ふ卵器	次の各号のいずれかに該当すること． 一 学校教育法（昭和22年法律第26号）に基づく大学（短期大学を除く．），旧大学令（大正7年勅令第388号）に基づく大学又は旧専門学校令（明治36年勅令第61号）に基づく専門学校において医学，歯学，薬学，獣医学，畜産学，水産学，農芸化学若しくは応用化学の課程又はこれらに相当する課程を修めて卒業した後，1年以上理化学的検査の業務に従事した経験を有する者であること． 二 学校教育法に基づく短期大学又は高等専門学校において工業化学の課程又はこれに相当する課程を修めて卒業した後，3年以上理化学的検査の業務に従事した経験を有する者であること． 三 前2号に掲げる者と同等以上の知識経験を有する者であること． 四 学校教育法に基づく大学（短期大学を除く．），旧大学令に基づく大学又は旧専門学校令に基づく専門学校において医学，歯学，薬学，獣医学，畜産学，水産学，農芸化学若しくは生物学の課程又はこれらに相当する課程を修めて卒業した後，1年以上細菌学的検査の業務に従事した経験を有する者であること． 五 学校教育法に基づく短期大学又は高等専門学校において生物学の課程又はこれに相当する課程を修めて卒業した後，3年以上細菌学的検査の業務に従事した経験を有する者であること． 六 前2号に掲げる者と同等以上の知識経験を有する者であること．	中欄の第一号から第三号までのいずれかに該当する者3名及び同欄の第四号から第六号までのいずれかに該当する者3名

2-2. 健康増進法施行規則
（平成15年4月30日厚生労働省令第86号（最終改正：平成17年3月31日厚生労働省令第70号））

　健康増進法（平成14年法律第103号）第11条第1項，第12条第2項，第15条，第20条第1項，第21条，第26条第1項，同条第2項及び第5項（第29条第2項において準用する場合を含む．）並びに第31条第1項並びに第2項第2号及び第3号の規定に基づき，並びに同法を実施するため，健康増進法施行規則を次のように定める．

（国民健康・栄養調査の調査事項）

第1条　健康増進法（平成14年法律第103号．以下「法」という．）第10条第1項に規定する国民健康・栄養調査は，身体状況，栄養摂取状況及び生活習慣の調査とする．

2　前項に規定する身体状況の調査は，国民健康・栄養調査に関する事務に従事する公務員又は国民健康・栄養調査員（以下「調査従事者」という．）が，次に掲げる事項について測定し，若しくは診断し，その結果を厚生労働大臣の定める調査票に記入すること又は被調査者ごとに，当該調査票を配布し，次に掲げる事項が記入された調査票の提出を受けることによって行う．
　一　身長
　二　体重
　三　血圧
　四　その他身体状況に関する事項

3　第1項に規定する栄養摂取状況の調査は，調査従事者が，調査世帯ごとに，厚生労働大臣の定める調査票を配布し，次に掲げる事項が記入された調査票の提出を受けることによって行う．
　一　世帯及び世帯員の状況
　二　食事の状況
　三　食事の料理名並びに食品の名称及びその摂取量
　四　その他栄養摂取状況に関する事項

4　第1項に規定する生活習慣の調査は，調査従事者が，被調査者ごとに，厚生労働大臣の定める調査票を配布し，次に掲げる事項が記入された調査票の提出を受けることによって行う．
　一　食習慣の状況
　二　運動習慣の状況
　三　休養習慣の状況
　四　喫煙習慣の状況
　五　飲酒習慣の状況
　六　歯の健康保持習慣の状況
　七　その他生活習慣の状況に関する事項

（調査世帯の選定）

第2条　法第11条第1項の規定による対象の選定は，無作為抽出法によるものとする．

2　都道府県知事（保健所を設置する市又は特別区にあっては，市長又は区長．以下同じ．）は，法第11条第1項の規定により調査世帯を指定したときは，その旨を当該世帯の世帯主に通知しなければならない．

（国民健康・栄養調査員）

第3条　国民健康・栄養調査員は，医師，管理栄養士，保健師その他の者のうちから，毎年，都道府県知事が任命する．

2　国民健康・栄養調査員は，非常勤とする．

（国民健康・栄養調査員の身分を示す証票）

第4条　国民健康・栄養調査員は，その職務を行う場合には，その身分を示す証票を携行し，かつ，関係者の請求があるときには，これを提示しなければならない．

2　前項に規定する国民健康・栄養調査員の身分を示す証票は，別記様式第1号による．

（市町村による健康増進事業の実施）

第4条の2　法第19条の2の厚生労働省令で定める事業は，次の各号に掲げるものとする．

一　歯周疾患検診
二　骨粗鬆症検診
三　肝炎ウイルス検診
四　40歳以上74歳以下の者であって高齢者の医療の確保に関する法律（昭和57年法律第80号）第20条の特定健康診査の対象とならない者（特定健康診査及び特定保健指導の実施に関する基準第1条第1項の規定に基づき厚生労働大臣が定める者（平成20年厚生労働省告示第3号）に規定する者を除く．次号において「特定健康診査非対象者」という．）及び75歳以上の者であって同法第51条第1号又は第2号に規定する者に対する健康診査
五　特定健康診査非対象者に対する保健指導
六　がん検診

（特定給食施設）
第5条　法第20条第1項の厚生労働省令で定める施設は，継続的に1回100食以上又は1日250食以上の食事を供給する施設とする．

（特定給食施設の届出事項）
第6条　法第20条第1項の厚生労働省令で定める事項は，次のとおりとする．
一　給食施設の名称及び所在地
二　給食施設の設置者の氏名及び住所（法人にあっては，給食施設の設置者の名称，主たる事務所の所在地及び代表者の氏名）
三　給食施設の種類
四　給食の開始日又は開始予定日
五　1日の予定給食数及び各食ごとの予定給食数
六　管理栄養士及び栄養士の員数

（特別の栄養管理が必要な給食施設の指定）
第7条　法第21条第1項の規定により都道府県知事が指定する施設は，次のとおりとする．
一　医学的な管理を必要とする者に食事を供給する特定給食施設であって，継続的に1回300食以上又は1日750食以上の食事を供給するもの
二　前号に掲げる特定給食施設以外の管理栄養士による特別な栄養管理を必要とする特定給食施設であって，継続的に1回500食以上又は1日1500食以上の食事を供給するもの

（特定給食施設における栄養士等）
第8条　法第21条第2項の規定により栄養士又は管理栄養士を置くように努めなければならない特定給食施設のうち，1回300食又は1日750食以上の食事を供給するものの設置者は，当該施設に置かれる栄養士のうち少なくとも1人は管理栄養士であるように努めなければならない．

（栄養管理の基準）
第9条　法第21条第3項の厚生労働省令で定める基準は，次のとおりとする．
一　当該特定給食施設を利用して食事の供給を受ける者（以下「利用者」という．）の身体の状況，栄養状態，生活習慣等（以下「身体の状況等」という．）を定期的に把握し，これらに基づき，適当な熱量及び栄養素の量を満たす食事の提供及びその品質管理を行うとともに，これらの評価を行うよう努めること．
二　食事の献立は，身体の状況等のほか，利用者の日常の食事の摂取量，嗜好等に配慮して作成するよう努めること．
三　献立表の掲示並びに熱量及びたんぱく質，脂質，食塩等の主な栄養成分の表示等により，利用者に対して，栄養に関する情報の提供を行うこと．
四　献立表その他必要な帳簿等を適正に作成し，当該施設に備え付けること．
五　衛生の管理については，食品衛生法（昭和22年法律第223号）その他関係法令の定めるところによること．

（栄養指導員の身分を証す証票）
第10条　法第24条第2項に規定する栄養指導員の身分を示す証明書は，別記様式第2号による．

（法第16条の2第2項第2号の厚生労働省令で定める栄養素）
第11条　法第16条の2第2項第2号イの厚生労働省令で定める栄養素は，次のとおりとする．

一　たんぱく質
　二　n－6系脂肪酸及びn－3系脂肪酸
　三　炭水化物及び食物繊維
　四　ビタミンA，ビタミンD，ビタミンE，ビタミンK，ビタミンB_1，ビタミンB_2，ナイアシン，ビタミンB_6，ビタミンB_{12}，葉酸，パントテン酸，ビオチン及びビタミンC
　五　カリウム，カルシウム，マグネシウム，リン，鉄，亜鉛，銅，マンガン，ヨウ素，セレン，クロム及びモリブデン
2　法第16条の2第2項第2号ロの厚生労働省令で定める栄養素は，次のとおりとする．
　一　脂質，飽和脂肪酸及びコレステロール
　二　糖類（単糖類又は二糖類であって，糖アルコールでないものに限る．）
　三　ナトリウム

附則（略）

3. 地域保健法（昭和22年9月5日，法律第101号（平成18年6月21日改正））（抜粋）

第1章　総則

第1条　この法律は，地域保健対策の推進に関する基本指針，保健所の設置その他地域保健対策の推進に関し基本となる事項を定めることにより，母子保健法（昭和40年法律第141号）その他の地域保健対策に関する法律による対策が地域において総合的に推進されることを確保し，もつて地域住民の健康の保持及び増進に寄与することを目的とする．

第2条　地域住民の健康の保持及び増進を目的として国及び地方公共団体が講ずる施策は，我が国における急速な高齢化の進展，保健医療を取り巻く環境の変化等に即応し，地域における公衆衛生の向上及び増進を図るとともに，地域住民の多様化し，かつ，高度化する保健，衛生，生活環境等に関する需要に適確に対応することができるように，地域の特性及び社会福祉等の関連施策との有機的な連携に配慮しつつ，総合的に推進されることを基本理念とする．

第2章　地域保健対策の推進に関する基本指針

第4条　厚生労働大臣は，地域保健対策の円滑な実施及び総合的な推進を図るため，地域保健対策の推進に関する基本的な指針（以下「基本指針」という．）を定めなければならない．

2　基本指針は，次に掲げる事項について定めるものとする．
　一　地域保健対策の推進の基本的な方向
　二　保健所及び市町村保健センターの整備及び運営に関する基本的事項
　三　地域保健対策に係る人材の確保及び資質の向上並びに第21条第1項の人材確保支援計画の策定に関する基本的事項
　四　地域保健に関する調査及び研究に関する基本的事項
　五　社会福祉等の関連施策との連携に関する基本的事項
　六　その他地域保健対策の推進に関する重要事項

4　厚生労働大臣は，基本指針を定め，又はこれを変更したときは，遅滞なく，これを公表しなければならない．

第3章　保健所

第5条　保健所は，都道府県，地方自治法（昭和22年法律第67号）第252条の19第1項の指定都市，同法第252条の22第1項の中核市その他の政令で定める市又は特別区が，これを設置する．

第6条　保健所は，次に掲げる事項につき，企画，調整，指導及びこれらに必要な事業を行う．
　一　地域保健に関する思想の普及及び向上に関する事項
　二　人口動態統計その他地域保健に係る統計に関する事項
　三　栄養の改善及び食品衛生に関する事項
　四　住宅，水道，下水道，廃棄物の処理，清掃その他の環境の衛生に関する事項
　五　医事及び薬事に関する事項
　六　保健師に関する事項
　七　公共医療事業の向上及び増進に関する事項
　八　母性及び乳幼児並びに老人の保健に関する事項
　九　歯科保健に関する事項
　十　精神保健に関する事項
　十一　治療方法が確立していない疾病その他の特殊の疾病により長期に療養を必要とする者の保健に関する事項
　十二　エイズ，結核，性病，伝染病その他の疾病の予防に関する事項
　十三　衛生上の試験及び検査に関する事項
　十四　その他地域住民の健康の保持及び増進に関する事項

第4章　市町村保健センター

第18条　市町村は，市町村保健センターを設置することができる．

2　市町村保健センターは，住民に対し，健康相談，保健指導及び健康診査その他地域保健に関し必要な事業を行うことを目的とする施設とする．

4. 食育基本法 （平成17年6月17日，法律第63号（最終改正：平成27年9月11日，法律第66号））（抜粋）

第1章 総則

（目的）

第1条 この法律は，近年における国民の食生活をめぐる環境の変化に伴い，国民が生涯にわたって健全な心身を培い，豊かな人間性をはぐくむための食育を推進することが緊要な課題となっていることにかんがみ，食育に関し，基本理念を定め，及び国，地方公共団体等の責務を明らかにするとともに，食育に関する施策の基本となる事項を定めることにより，食育に関する施策を総合的かつ計画的に推進し，もって現在及び将来にわたる健康で文化的な国民の生活と豊かで活力ある社会の実現に寄与することを目的とする．

（国民の心身の健康の増進と豊かな人間形成）

第2条 食育は，食に関する適切な判断力を養い，生涯にわたって健全な食生活を実現することにより，国民の心身の健康の増進と豊かな人間形成に資することを旨として，行われなければならない．

（食に関する感謝の念と理解）

第3条 食育の推進に当たっては，国民の食生活が，自然の恩恵の上に成り立っており，また，食に関わる人々の様々な活動に支えられていることについて，感謝の念や理解が深まるよう配慮されなければならない．

（食育推進運動の展開）

第4条 食育を推進するための活動は，国民，民間団体等の自発的意思を尊重し，地域の特性に配慮し，地域住民その他の社会を構成する多様な主体の参加と協力を得るものとするとともに，その連携を図りつつ，あまねく全国において展開されなければならない．

（子どもの食育における保護者，教育関係者等の役割）

第5条 食育は，父母その他の保護者にあっては，家庭が食育において重要な役割を有していることを認識するとともに，子どもの教育，保育等を行う者にあっては，教育，保育等における食育の重要性を十分自覚し，積極的に子どもの食育の推進に関する活動に取り組むこととなるよう，行われなければならない．

（食に関する体験活動と食育推進活動の実践）

第6条 食育は，広く国民が家庭，学校，保育所，地域その他のあらゆる機会とあらゆる場所を利用して，食料の生産から消費等に至るまでの食に関する様々な体験活動を行うとともに，自ら食育の推進のための活動を実践することにより，食に関する理解を深めることを旨として，行われなければならない．

（伝統的な食文化，環境と調和した生産等への配意及び農山漁村の活性化と食料自給率の向上への貢献）

第7条 食育は，我が国の伝統のある優れた食文化，地域の特性を生かした食生活，環境と調和のとれた食料の生産とその消費等に配意し，我が国の食料の需要及び供給の状況についての国民の理解を深めるとともに，食料の生産者と消費者との交流等を図ることにより，農山漁村の活性化と我が国の食料自給率の向上に資するよう，推進されなければならない．

（食品の安全性の確保等における食育の役割）

第8条 食育は，食品の安全性が確保され安心して消費できることが健全な食生活の基礎であることにかんがみ，食品の安全性をはじめとする食に関する幅広い情報の提供及びこれについての意見交換が，食に関する知識と理解を深め，国民の適切な食生活の実践に資することを旨として，国際的な連携を図りつつ積極的に行われなければならない．

（国の責務）

第9条 国は，第二条から前条までに定める食育に関する基本理念（以下「基本理念」という．）にのっとり，食育の推進に関する施策を総合的かつ計画的に策定し，及び実施する責務を有する．

（地方公共団体の責務）

第10条 地方公共団体は，基本理念にのっとり，食育の推進に関し，国との連携を図りつつ，その地方公共団体の区域の特性を生かした自主的な施策を策定し，及び実施する責務を有する．

（教育関係者等及び農林漁業者等の責務）

第11条 教育並びに保育，介護その他の社会福祉，医療及び保健（以下「教育等」という．）に関する職務に従事する者並びに教育等に関する関係機関及び関係団体（以下「教育関係者等」という．）は，食に関する関心及び理解の増進

に果たすべき重要な役割にかんがみ，基本理念にのっとり，あらゆる機会とあらゆる場所を利用して，積極的に食育を推進するよう努めるとともに，他の者の行う食育の推進に関する活動に協力するよう努めるものとする．

2　農林漁業者及び農林漁業に関する団体（以下「農林漁業者等」という．）は，農林漁業に関する体験活動等が食に関する国民の関心及び理解を増進する上で重要な意義を有することにかんがみ，基本理念にのっとり，農林漁業に関する多様な体験の機会を積極的に提供し，自然の恩恵と食に関わる人々の活動の重要性について，国民の理解が深まるよう努めるとともに，教育関係者等と相互に連携して食育の推進に関する活動を行うよう努めるものとする．

（食品関連事業者等の責務）

第12条　食品の製造，加工，流通，販売又は食事の提供を行う事業者及びその組織する団体（以下「食品関連事業者等」という．）は，基本理念にのっとり，その事業活動に関し，自主的かつ積極的に食育の推進に自ら努めるとともに，国又は地方公共団体が実施する食育の推進に関する施策その他の食育の推進に関する活動に協力するよう努めるものとする．

（国民の責務）

第13条　国民は，家庭，学校，保育所，地域その他の社会のあらゆる分野において，基本理念にのっとり，生涯にわたり健全な食生活の実現に自ら努めるとともに，食育の推進に寄与するよう努めるものとする．

第2章　食育推進基本計画

（食育推進基本計画）

第16条　食育推進会議は，食育の推進に関する施策の総合的かつ計画的な推進を図るため，食育推進基本計画を作成するものとする．

2　食育推進基本計画は，次に掲げる事項について定めるものとする．
　一　食育の推進に関する施策についての基本的な方針
　二　食育の推進の目標に関する事項
　三　国民等の行う自発的な食育推進活動等の総合的な促進に関する事項
　四　前三号に掲げるもののほか，食育の推進に関する施策を総合的かつ計画的に推進するために必要な事項

3　食育推進会議は，第1項の規定により食育推進基本計画を作成したときは，速やかにこれを農林水産大臣に報告し，及び関係行政機関の長に通知するとともに，その要旨を公表しなければならない．

第3章　基本的施策

（家庭における食育の推進）

第19条　国及び地方公共団体は，父母その他の保護者及び子どもの食に対する関心及び理解を深め，健全な食習慣の確立に資するよう，親子で参加する料理教室その他の食事についての望ましい習慣を学びながら食を楽しむ機会の提供，健康美に関する知識の啓発その他の適切な栄養管理に関する知識の普及及び情報の提供，妊産婦に対する栄養指導又は乳幼児をはじめとする子どもを対象とする発達段階に応じた栄養指導その他の家庭における食育の推進を支援するために必要な施策を講ずるものとする．

（学校，保育所等における食育の推進）

（地域における食生活の改善のための取組の推進）

（食育推進運動の展開）

（生産者と消費者との交流の促進，環境と調和のとれた農林漁業の活性化等）

（食文化の継承のための活動への支援等）

（食品の安全性，栄養その他の食生活に関する調査，研究，情報の提供及び国際交流の推進）

第25条　国及び地方公共団体は，すべての世代の国民の適切な食生活の選択に資するよう，国民の食生活に関し，食品の安全性，栄養，食習慣，食料の生産，流通及び消費並びに食品廃棄物の発生及びその再生利用の状況等について調査及び研究を行うとともに，必要な各種の情報の収集，整理及び提供，データベースの整備その他食に関する正確な情報を迅速に提供するために必要な施策を講ずるものとする．

2　国及び地方公共団体は，食育の推進に資するため，海外における食品の安全性，栄養，食習慣等の食生活に関する情報の収集，食育に関する研究者等の国際的交流，食育の推進に関する活動についての情報交換その他国際交流の推進のために必要な施策を講ずるものとする．

第4章 食育推進会議等

（食育推進会議の設置及び所掌事務）

第26条 農林水産省に，食育推進会議を置く．

2 食育推進会議は，次に掲げる事務をつかさどる．

　一 食育推進基本計画を作成し，及びその実施を推進すること．

　二 前号に掲げるもののほか，食育の推進に関する重要事項について審議し，及び食育の推進に関する施策の実施を推進すること．

（組織）

第27条 食育推進会議は，会長及び委員25人以内をもって組織する．

（会長）

第28条 会長は，農林水産大臣をもって充てる．

2 会長は，会務を総理する．

3 会長に事故があるときは，あらかじめその指名する委員がその職務を代理する．

5. 第2次食育推進基本計画 （平成23年3月31日，内閣府（平成25年12月26日一部改訂））

第1 食育の推進に関する施策についての基本的な方針

今後の食育の推進に関する施策の基本的な方針として，次の3の重点課題及び7の基本的な取組方針について定める．

1. 重点課題

(1) 生涯にわたるライフステージに応じた間断ない食育の推進《府，（その他関係省庁等）》

　食は命の源であり，食がなければ命は成り立たない．それゆえ，国民が生涯にわたって健全な心身を培い，豊かな人間性をはぐくむための食育を推進することは，重要である．そこで，子どもから成人，高齢者に至るまで，ライフステージに応じた間断ない食育を推進し，「生涯食育社会」の構築を目指すこととする．そのため，国は，一人一人の国民が自ら食育に関する取組が実践できるように，情報提供する等適切な施策を推進する．なお，家庭の態様の多様化，社会的あるいは経済的環境要因，高齢化等により，健全な食生活を実現することが困難な立場にある者にも十分配慮し，NPOなどの新しい公共との連携や，協働等を含めた支援施策も講じつつ，食育を推進する．

(2) 生活習慣病の予防及び改善につながる食育の推進

　現在，我が国では生活習慣病が死因の約6割を占め，国民医療費（一般診療医療費）についても，約3割と，その予防及び改善は国民的課題である．特に，内臓脂肪症候群（メタボリックシンドローム）が強く疑われる者及び予備群と考えられる者は，40歳から74歳の男性の約2人に1人，女性の約5人に1人と，深刻な状況にある．また，生活習慣病の一つである糖尿病についても，強く疑われる者及び可能性が否定できない者を合わせると約2,210万人を超え，増加傾向にある．このため，生活習慣の改善が重要な課題であり，その中でも，食生活の改善は極めて重要であることから，生活習慣病の予防及び改善につながる食育について，国はもとより，地方公共団体，関係機関・団体が連携して推進する．

(3) 家庭における共食を通じた子どもへの食育の推進

　子どものころに身に付いた食習慣を大人になって改めることは困難であり，子どものうちに健全な食生活を確立することは，成長段階にある子どもが，必要な栄養を摂取し健やかな体を作り，生涯にわたって健全な心身を培い，豊かな人間性をはぐくんでいく基礎となる．このため，日常生活の基盤である家庭において，子どもへの食育の取組を確実に推進していくことは重要な課題である．特に，家族が食卓を囲んで共に食事をとりながらコミュニケーションを図る共食は，食育の原点であり，子どもへの食育を推進していく大切な時間と場であると考えられることから，家族との共食を可能な限り推進する．家族との共食の際は，子どもたちに，食卓を囲む家族の団らんによる食の楽しさを実感させるとともに，食事のマナーや挨拶習慣など食や生活に関する基礎の習得ができるように配慮する．もとより，ライフスタイル，家庭の態様や家族関係は多様化しており，家庭における食育は決して一律には推進できないが，家庭が子どもへの食育の基礎を形成する場であることは否めない．そこで，仕事と生活の調和（ワーク・ライフ・バランス），男女共同参画等の推進を踏まえ，学校，保育所等，更には地域社会とも連携して，家庭における食育の推進の充実を促進，支援する．

2. 基本的な取組方針

(1) 国民の心身の健康の増進と豊かな人間形成
(2) 食に関する感謝の念と理解
(3) 食育推進運動の展開
(4) 子どもの食育における保護者，教育関係者等の役割
(5) 食に関する体験活動と食育推進活動の実践
(6) 我が国の伝統的な食文化，環境と調和した生産等への配慮及び農山漁村の活性化と食料自給率の向上への貢献
(7) 食品の安全性の確保等における食育の役割

第2 食育の推進の目標に関する事項

1. 目標の考え方
2. 食育の推進に当たっての目標

(1) 食育に関心を持っている国民の割合の増加→平成27年度までに90％以上
(2) 朝食又は夕食を家族と一緒に食べる「共食」の回数の増加→共食の機会を週10回以上

(3) 朝食を欠食する国民の割合の減少→子どもは0％，20＆30歳代男性を27年度に15％以下
(4) 学校給食における国産の食材を使用する割合の増加→27年度までに80％以上
(5) 栄養バランス等に配慮した食生活を送っている国民の割合の増加→27年度までに60％以上
(6) 内臓脂肪症候群（メタボリックシンドローム）の予防や改善のための適切な食事，運動等を継続的に実践している国民の割合の増加→27年度までに50％以上
(7) よく噛んで味わって食べるなどの食べ方に関心のある国民の割合の増加→27年度までに80％以上
(8) 食育の推進に関わるボランティアの数の増加→27年度までに37万人以上
(9) 農林漁業体験を経験した国民の割合の増加→27年度までに30％以上
(10) 食品の安全性に関する基礎的な知識を持っている国民の割合の増加→27年度までに90％以上
(11) 推進計画を作成・実施している市町村の割合の増加→27年度までに100％

第3　食育の総合的な促進に関する事項

1. 家庭における食育の推進
2. 学校，保育所等における食育の推進
3. 地域における食育の推進
4. 食育推進運動の展開
5. 生産者と消費者との交流の促進，環境と調和のとれた農林漁業の活性化等
6. 食文化の継承のための活動への支援等
7. 食品の安全性，栄養その他の食生活に関する調査，研究，情報の提供及び国際交流の推進

第4　食育の推進に関する施策を総合的かつ計画的に推進するために必要な事項

1. 多様な関係者の連携・協力の強化
2. 地方公共団体による推進計画の策定等とこれに基づく施策の促進
3. 世代区分等に応じた国民の取組の提示等積極的な情報提供と意見等の把握
4. 推進状況の把握と効果等の評価及び財政措置の効率的・重点的運用
5. 基本計画の見直し

6. 地域における行政栄養士による健康づくり及び栄養・食生活の改善の基本指針

(平成25年3月29日，健発0329第4号　厚生労働省健康局がん対策・健康増進課長通知)

1　都道府県

(1)　組織体制の整備

　栄養・食生活の改善は，生活習慣病の発症予防と重症化予防の徹底のほか，子どもや高齢者の健康，社会環境の整備の促進にも関わるため，該当施策を所管する課の施策の方向性に関する情報を共有し，優先されるべき有効な施策の企画立案及び実施に関わることができるよう，関係部局や関係者と協議の上，その体制を確保すること．

　また，本庁における行政栄養士の配置数は1都道府県当たり平均2～3名と少なく，保健所（福祉事務所等を含む.）における行政栄養士の配置数は1都道府県当たり平均14名であることから，本庁及び保健所が施策の基本方針を共有し，施策の成果が最大に得られるような体制を確保すること．都道府県施策の質の向上の観点から，都道府県内の保健所設置市及び特別区と有益な施策について共有する体制を確保すること．

　健康・栄養課題の明確化を図るためには，住民の身近でサービス提供を行い，各種健診等を実施している市町村が有する地域集団のデータ及び地域の観察力を活用することも重要であることから，市町村との協働体制を確保すること．

(2)　健康・栄養課題の明確化とPDCAサイクルに基づく施策の推進

　人口や医療費等の構造や推移を踏まえ，優先的な健康・栄養課題を明確にするため，市町村の健診等の結果や都道府県等の各種調査結果を収集・整理し，総合的に分析すること．明確化された健康・栄養課題の解決に向け，計画を策定し，その計画において施策の成果が評価できるよう，目標を設定すること．目標設定に当たってはできる限り数値目標とし，設定した主要目標に対して，PDCAサイクルに基づき，施策を推進すること．

　また，健康・栄養状態や食生活に関する市町村の状況の差を明らかにし，健康・栄養状態に課題がみられる地域に対しては，保健所が計画的に支援を行い，その課題解決を図るとともに，健康・栄養状態が良好な地域やその改善に成果をあげている地域の取組を他地域に広げていく仕組みづくりを進めること．

　特に専門的な知識及び技術を必要とする栄養指導としては，地域の優先的な健康課題を解決するために，対象とすべき人々の食事内容や食行動，食習慣とともに，それらを改善するために介入可能な食環境を特定し，市町村や関係機関等との調整の下，それらのネットワークを活用して，下記の(3)から(5)までの施策を効率的かつ効果的に推進し，課題解決に向けた成果をあげるための指導を行うこと．その際，市町村の状況の差を拡大させないような指導に配慮すること．

(3)　生活習慣病の発症予防と重症化予防の徹底のための施策の推進

　適切な栄養・食生活を実践することで予防可能な疾患について予防の徹底を図るためには，地域における優先的な健康・栄養課題を選択する必要があることから，市町村や保険者等の協力を得て，特定健診・特定保健指導等の結果を共有し，施策に活かすための体制の整備を進めること．共有された情報を集約・整理し，市町村の状況の差に関する情報を還元する仕組みづくりを進めること．

　また，優先的な課題を解決するため，地域特性を踏まえた疾病の構造と食事や食習慣の特徴を明らかにし，明らかになった結果については，予防活動に取り組む関係機関及び関係者に広く周知・共有し，発症予防の効果的な取組を普及拡大する仕組みづくりを進めること．

(4)　社会生活を自立的に営むために必要な機能の維持及び向上のための施策の推進

　市町村の各種健診結果や調査結果等の情報として，乳幼児の肥満や栄養不良，高齢者の低栄養傾向や低栄養の状況の実態等を集約・整理し，市町村の状況の差に関する情報について還元する仕組みづくりを進めること．

　児童・生徒における健康・栄養状態の課題がみられる場合は，その課題解決に向けた対応方針及び方策について，教育委員会と調整を行うこと．

　子どもの健やかな発育・発達，高齢者の身体及び生活機能の維持・低下の防止に資する効果的な栄養・食生活支援の取組事例の収集・整理を行い，市町村の取組に役立つ情報について還元する仕組みづくりを進めること．

(5)　食を通じた社会環境の整備の促進

　①特定給食施設における栄養管理状況の把握及び評価に基づく指導・支援：　特定給食施設の指導・支援に当たっては，「特定給食施設における栄養管理に関する指導及び支援について」（平成25年3月29日がん対策・健康増進課長通知）を踏まえ，効率的かつ効果的な指導及び支援を行うこと．

　特定給食施設の管理栄養士・栄養士の配置率は，施設の種類によって異なり，さらに都道府県によっても異なることから，改善が必要な課題が明確になるよう，施設の種類別等の評価を行い，指導計画の改善を図ること．

　特に，健康増進に資する栄養管理の質の向上を図る観点から，管理栄養士・栄養士の配置促進に関する取組を推進するとともに，全国的に一定の方法を用いて施設における栄養管理の状況の把握を行うことで，施設ごと，保健所管内ごとと，都道府県ごとの状況の差が明らかとなることから，改善の成果が明確になるよう，栄養管理の状況を的確に評価する仕組みを整備すること．

②飲食店によるヘルシーメニューの提供等の促進：食塩や脂肪の低減などヘルシーメニューの提供に取り組む飲食店について，その数を増大させていく取組を推進するに当たっては，波及効果をより大きなものとしていくため，どのような種類の店舗でヘルシーメニューを実践することが効果的かを検証し，より効果の期待できる店舗での実践を促していくこと．

また，栄養表示の活用については，健康増進に資するよう制度の普及に努め，その上で食品事業者が表示を行うに当たって不明な内容がある場合には，消費者庁に問い合わせるよう促すこと．なお，販売に供する食品であって栄養表示がされたものの検査及び収去に関する業務を行う場合は，食品衛生監視員の業務として行うものであること．その結果，食品事業者に係る表示の適正さに関する疑義が生じた場合については，栄養表示基準を定めている消費者庁に問い合わせること．

③地域の栄養ケア等の拠点の整備：高齢化の一層の進展に伴い在宅療養者が増大することを踏まえ，地域の在宅での栄養・食生活に関するニーズの実態把握を行う仕組みを検討するとともに，在宅の栄養・食生活の支援を担う管理栄養士の育成や確保を行うため，地域の医師会や栄養士会等関係団体と連携し，地域のニーズに応じた栄養ケアの拠点の整備に努めること．

また，地域の状況の把握・分析については，専門的な分析技術が求められ，かつ，災害等の緊急時には速やかな分析が求められることから，管理栄養士の養成課程を有する大学等と連携し，地域の技術力を生かした栄養情報の拠点の整備に努めること．

④保健，医療，福祉及び介護領域における管理栄養士・栄養士の育成：行政栄養士の育成に当たっては，都道府県及び管内市町村の行政栄養士の配置の現状と施策の成果が最大に得られるような配置の姿を勘案し，職位や業務年数に応じて求められる到達能力を明らかにし，求められる能力が発揮できる配置体制について人事担当者や関係部局と調整するとともに，関係職種の協力のもと求められる能力が獲得できる仕組みづくりを進めること．

また，地域の医療や福祉，介護の質の向上を図る観点から，管内の医療機関や子ども又は高齢者が入所・利用する施設等の管理栄養士・栄養士の活動状況を通して，それぞれの領域において専門職種の技能の向上が必要とされる場合は，職能団体等と調整し，その資質の向上を図ること．

さらに，管理栄養士養成施設等の学生の実習の受け入れに当たっては，当該養成施設等と調整し，求められる知識や技能の修得に必要な実習内容を計画的に提供する体制を確保すること．

⑤健康増進に資する食に関する多領域の施策の推進：食に関する施策を所管する部局は，健康増進のほか，子育て支援，保育，教育，福祉，農政，産業振興，環境保全など多岐にわたることから，健康増進が多領域の施策と有機的かつ効果的に推進されるよう，食育推進に係る計画の策定，実施及び評価等について，関係部局と調整を図ること．

特に，健康増進と産業振興との連携による施策の推進に当たっては，健康増進に資する良質なものが普及拡大するよう，科学的な根拠に基づき，一定の質を確保するための仕組みづくりを進めること．

⑥健康危機管理への対応：災害，食中毒，感染症，飲料水汚染等の飲食に関する健康危機に対して発生の未然防止，発生時に備えた準備，発生時における対応，被害回復の対応等について市町村や関係機関等と調整を行い，必要なネットワークの整備を図ること．

特に，災害の発生に備え，都道府県の地域防災計画に栄養・食生活支援の具体的な内容を位置づけるよう，関係部局との調整を行うとともに，保健医療職種としての災害発生時の被災地への派遣の仕組みや支援体制の整備に関わること．また，地域防災計画に基づく的確な対応を確保するため，市町村の地域防災計画における栄養・食生活の支援内容と連動するよう調整を行うとともに，関係機関や関係者等との支援体制の整備を行うこと．

2 保健所設置市及び特別区
(1) 組織体制の整備

栄養・食生活の改善は，生活習慣病の発症予防と重症化予防の徹底のほか，子どもや高齢者の健康，社会環境の整備の促進にも関わるため，該当施策を所管する課に行政栄養士がそれぞれ配置されている場合は，各種施策の推進とともに，行政栄養士の育成が円滑に進むよう，関係部局や関係者と協議の上，栄養・食生活に関連する施策全体の情報を集約し，共有する体制を確保すること．また，行政栄養士の配置が健康増進施策の所管課に限られている場合は，該当施策を所管する課の施策の方向性に関する情報を共有し，優先されるべき有効な施策の企画立案及び実施に関わることができるよう，関係部局や関係者と協議の上，その体制を確保すること．

(2) 健康・栄養課題の明確化とPDCAサイクルに基づく施策の推進

人口や医療費の構造や推移を踏まえ，優先的な健康・栄養課題を明確にするため，健診結果等の分析を行うこと．その際，背景となる食事内容や食習慣等の特徴について，各種調査結果とともに地域や暮らしの観察も含め，総合的に分析すること．それらの分析結果により明確化された健康・栄養課題の解決に向け，計画を策定し，その計画において施策の成果が評価できるよう，目標を設定すること．目標設定に当たってはできる限り数値目標とし，設定した主要目標に対して，PDCAサイクルに基づき，施策を推進すること．

特に専門的な知識及び技術を必要とする栄養指導としては，地域の優先的な健康課題を解決するために，対象とすべ

き人々の食事内容や食行動，食習慣とともに，それらを改善するために介入可能な食環境を特定し，関係機関等との調整の下，それらのネットワークを活用して，下記の（3）から（5）までの施策を効率的かつ効果的に推進し，課題解決に向けた成果をあげるための指導を行うこと．

（3）　生活習慣病の発症予防と重症化予防の徹底のための施策の推進

適切な栄養・食生活を実践することで予防可能な疾患について予防の徹底を図るために，集団全体の健康・栄養状態の特徴を特定健診・特定保健指導の結果をはじめ，レセプトデータ，介護保険データ，その他統計資料等に基づいて分析し，優先的に取り組む健康・栄養課題を明確にし，効果が期待できる目標を設定し，効率的かつ効果的に栄養指導を実施すること．

栄養指導の実施に当たっては，対象者が代謝等の身体のメカニズムと食習慣との関係を理解し，食習慣の改善を自らが選択し，行動変容につなげるように進めること．実施後は，検査データの改善度，行動目標の達成度，食習慣の改善状況等を評価することで，より効率的かつ効果的な指導方法や内容となるよう改善を図ること．

さらに，集団全体の健康・栄養状態の改善状況，生活習慣病の有病者・予備群の減少，生活習慣病関連の医療費の適正化など，設定した目標に対する評価・検証を行い，これらの検証結果に基づき，課題解決に向けた計画の修正，健康・栄養課題を明確にした戦略的取組の検討を行うこと．

（4）　社会生活を自立的に営むために必要な機能の維持及び向上のための施策の推進

①次世代の健康：　母子保健部門における国民運動計画である「健やか親子21」の取組と連動した目標設定を行い，効果的な取組を進めること．

乳幼児健診で得られるデータについて，子どもの栄養状態を反映する代表的な指標である身体発育状況の集計・解析を行い，集団の年次推移の評価を通して，肥満や栄養不良など優先される課題を選定するとともに，個人の状況の変化の評価を通して，栄養・食生活の個別支援が必要とされる子どもの特定を図ること．集団で優先される課題の解決，特定化された個人の課題の解決に向けて，その背景にある食事内容，食習慣及び養育環境等の観察・分析を行い，他職種や関係機関と連携した取組を行うこと．

また，低出生体重児の減少に向けては，妊娠前の母親のやせや低栄養など予防可能な要因について，他職種と連携し，その改善に向けた取組を行うこと．

さらに，児童・生徒について，肥満ややせなど将来の健康にも影響を及ぼす課題がみられた場合は，教育委員会と基本的な対応方針にかかる情報を共有した上で，家庭，学校及び関係機関と連携した取組を行うこと．　②高齢者の健康

地域全体の高齢者の食と健康を取り巻く状況を捉え，健康増進，介護予防及び介護保険等での栄養・食生活支援を効果的に行う体制を確保すること．

高齢期の適切な栄養は，身体機能を維持し生活機能の自立を確保する上で重要であることから，低栄養傾向や低栄養の高齢者の実態把握及びその背景の分析等を進め，改善に向けた効果的な計画を立案し，必要な取組を行うこと．

また，地域によって高齢者を取り巻く社会資源の状況が異なることから，地域包括ケア体制全体の中で，優先的に解決すべき栄養の課題について，他職種と連携し取り組む体制を確保するとともに，必要な栄養・食生活支援について関係部局や関係機関と調整を行うこと．

（5）　食を通じた社会環境の整備の促進

①特定給食施設における栄養管理状況の把握及び評価に基づく指導・支援：　特定給食施設の指導・支援に当たっては，「特定給食施設における栄養管理に関する指導及び支援について」（平成25年3月29日がん対策・健康増進課長通知）を踏まえ，効率的かつ効果的な指導及び支援を行うこと．

特定給食施設の管理栄養士・栄養士の配置率は，施設の種類等によって異なることから，改善が必要な課題が明確になるよう，施設の種類別等の評価を行い，指導計画の改善を図ること．

特に，健康増進に資する栄養管理の質の向上を図る観点から，管理栄養士・栄養士の配置促進に関する取組を推進するとともに，全国的に一定の方法を用いて施設における栄養管理の状況の把握を行うことで，施設ごと，保健所管内ごと，都道府県ごとの状況の差が明らかとなることから，改善の成果が明確になるよう，栄養管理の状況を的確に評価する仕組みを整備すること．

②飲食店によるヘルシーメニューの提供等の促進：　食塩や脂肪の低減などヘルシーメニューの提供に取り組む飲食店について，その数を増大させていく取組を推進するに当たっては，波及効果をより大きなものとしていくため，どのような種類の店舗でヘルシーメニューを実践することが効果的かを検証し，より効果の期待できる店舗での実践を促していくこと．

また，栄養表示の活用については，健康増進に資するよう制度の普及に努め，その上で食品事業者が表示を行うに当たって不明な内容がある場合には，消費者庁に問い合わせるよう促すこと．なお，販売に供する食品であって栄養表示がされたものの検査及び収去に関する業務を行う場合は，食品衛生監視員の業務として行うものであること．その結果，食品事業者に係る表示の適正さに関する疑義が生じた場合については，栄養表示基準を定めている消費者庁に問い合わせること．

③保健，医療，福祉及び介護領域における管理栄養士・栄養士の育成： 行政栄養士の育成に当たっては，行政栄養士の配置の現状と施策の成果が最大に得られるような配置の姿を勘案し，職位や業務年数に応じて求められる到達能力を明らかにし，求められる能力が発揮できる配置体制について人事担当者や関係部局と調整するとともに，関係職種の協力のもと求められる能力が獲得できる仕組みづくりを進めること．

また，地域の医療や福祉，介護の質の向上を図る観点から，管内の医療機関や子ども又は高齢者が入所・利用する施設等の管理栄養士・栄養士の活動状況を通して，それぞれの領域において専門職種の技能の向上が必要とされる場合は，職能団体等と調整し，その資質の向上を図ること．

さらに，管理栄養士養成施設等の学生の実習の受け入れに当たっては，当該養成施設等と調整し，求められる知識や技能の修得に必要な実習内容を計画的に提供する体制を確保すること．

④食育推進のネットワークの構築： 食に関する施策を所管する部局は，健康増進のほか，子育て支援，保育，教育，福祉，農政，産業振興，環境保全など多岐にわたることから，健康増進が多領域の施策と有機的かつ効果的に推進されるよう，食育推進に係る計画の策定，実施及び評価等について，関係部局と調整を図ること．

また，住民主体の活動やソーシャルキャピタルを活用した健康づくり活動を推進するため，食生活改善推進員等に係るボランティア組織の育成や活動の活性化が図られるよう，関係機関等との幅広いネットワークの構築を図ること．

⑤健康危機管理への対応： 災害，食中毒，感染症，飲料水汚染等の飲食に関する健康危機に対して，発生の未然防止，発生時に備えた準備，発生時における対応，被害回復の対応等について，住民に対して適切な情報の周知を図るとともに，近隣自治体や関係機関等と調整を行い，的確な対応に必要なネットワークの構築や支援体制の整備を図ること．

特に，災害の発生に備え，保健所設置市又は特別区の地域防災計画に栄養・食生活支援の具体的な内容を位置づけるよう，関係部局との調整を行うとともに，保健医療職種としての災害発生時の被災地への派遣の仕組みや支援体制の整備に関わること．

3　市町村

(1)　組織体制の整備

栄養・食生活の改善は，生活習慣病の発症予防と重症化予防の徹底のほか，子どもや高齢者の健康，社会環境の整備の促進にも関わるため，該当施策を所管する課に行政栄養士がそれぞれ配置されている場合は，各種施策の推進とともに，行政栄養士の育成が円滑に進むよう，関係部局や関係者と協議の上，栄養・食生活に関連する施策全体の情報を集約し，共有する体制を確保すること．また，行政栄養士の配置が健康増進施策の所管課に限られている場合は，該当施策を所管する課の施策の方向性に関する情報を共有し，優先されるべき有効な施策の企画立案及び実施に関わることができるよう，関係部局や関係者と協議の上，その体制を確保すること．

(2)　健康・栄養課題の明確化とPDCAサイクルに基づく施策の推進

人口や医療費等の構造や推移を踏まえ，優先的な健康・栄養課題を明確にするため，健診結果等の分析を行うこと．その際，背景となる食事内容や食習慣等の特徴について，各種調査結果とともに地域や暮らしの観察も含め，総合的に分析すること．それらの分析結果により明確化された健康・栄養課題の解決に向け，計画を策定し，その計画に応じて施策の成果が評価できるよう，目標を設定すること．目標設定に当たってはできる限り数値目標とし，設定した主要目標に対して，PDCAサイクルに基づき，施策を推進すること．

なお，地域の健康・栄養問題の特徴や課題を明らかにする上で，都道府県全体の状況や管内の市町村ごとの状況の差に関する情報が有益と考えられる場合や，栄養指導の対象者の明確化や効率的かつ効果的な指導方法や内容を改善していく上で，既に改善に取り組んでいる管内の市町村の情報が有益と考えられる場合には，都道府県に対し技術的助言として情報提供を求めること．

(3)　生活習慣病の発症予防と重症化予防の徹底のための施策の推進

適切な栄養・食生活を実践することで予防可能な疾患について予防の徹底を図るために，集団全体の健康・栄養状態の特徴を特定健診・特定保健指導の結果をはじめ，レセプトデータ，介護保険データ，その他統計資料等に基づいて分析し，優先的に取り組む健康・栄養課題を明確にし，効果が期待できる目標を設定し，効率的・効果的に栄養指導を実施すること．

栄養指導の実施に当たっては，対象者が代謝等の身体のメカニズムと食習慣との関係を理解し，食習慣の改善を自らが選択し，行動変容につなげるように進めること．実施後は，検査データの改善度，行動目標の達成度，食習慣の改善状況等を評価することで，より効率的かつ効果的な指導方法や内容となるよう改善を図ること．

さらに，集団全体の健康・栄養状態の改善状況，生活習慣病の有病者・予備群の減少，生活習慣病関連の医療費の適正化など，設定した目標に対する評価・検証を行い，これらの検証結果に基づき，課題解決に向けた計画の修正，健康・栄養課題を明確にした戦略的取組の検討を行うこと．

(4)　社会生活を自立的に営むために必要な機能の維持及び向上のための施策の推進

①次世代の健康： 母子保健部門における国民運動計画である「健やか親子21」の取組と連動した目標設定を行い，効果的な取組を進めること．

乳幼児健診で得られるデータについて，子どもの栄養状態を反映する代表的な指標である身体発育状況の集計・解析を行い，集団の年次推移の評価を通して，肥満や栄養不良など優先される課題を選定するとともに，個人の状況の変化の評価を通して，栄養・食生活の個別支援が必要とされる子どもの特定を図ること．集団で優先される課題の解決，特定化された個人の課題の解決に向けて，その背景にある食事内容，食習慣及び養育環境等の観察・分析を行い，他職種や関係機関と連携した取組を行うこと．

また，低出生体重児の減少に向けては，妊娠前の母親のやせや低栄養など予防可能な要因について，他職種と連携し，その改善に向けた取組を行うこと．

さらに，児童・生徒について，肥満ややせなど将来の健康にも影響を及ぼす課題が見られた場合は，教育委員会と基本的な対応方針に係る情報を共有した上で，家庭，学校及び関係機関と連携した取組を行うこと．

②高齢者の健康　地域全体の高齢者の食と健康を取り巻く状況を捉え，健康増進，介護予防及び介護保険等での栄養・食生活支援を効果的に行う体制を確保すること．高齢期の適切な栄養は，身体機能を維持し生活機能の自立を確保する上で重要であることから，低栄養傾向や低栄養の高齢者の実態把握及びその背景の分析等を進め，改善に向けた効果的な計画を立案し，必要な取組を行うこと．

また，地域によって高齢者を取り巻く社会資源の状況が異なることから，地域包括ケア体制全体の中で，優先的に解決すべき栄養の課題について，他職種と連携し取り組む体制を確保するとともに，必要な栄養・食生活支援について関係部局や関係機関と調整を行うこと．

(5) 食を通じた社会環境の整備の促進

①保健，医療，福祉及び介護領域における管理栄養士・栄養士の育成　行政栄養士の育成に当たっては，行政栄養士の配置の現状と施策の成果が最大に得られるような配置の姿を勘案し，職位や業務年数に応じて求められる到達能力を明らかにし，求められる能力が発揮できる配置体制について人事担当者や関係部局と調整するとともに，関係職種の協力のもと求められる能力が獲得できる仕組みづくりを進めること．

また，地域の医療や福祉，介護の質の向上を図る観点から，管内の医療機関や子ども又は高齢者が入所・利用する施設等の管理栄養士・栄養士の活動状況を通して，それぞれの領域において専門職種の技能の向上が必要とされる場合は，都道府県や職能団体等と調整し，その資質の向上を図ること．

さらに，管理栄養士養成施設等の学生の実習の受け入れに当たっては，当該養成施設等と調整し，求められる知識や技能の修得に必要な実習内容を計画的に提供する体制を確保すること．

②食育推進のネットワークの構築　食に関する施策を所管する部局は，健康増進のほか，子育て支援，保育，教育，福祉，農政，産業振興，環境保全など多岐にわたることから，健康増進が多領域の施策と有機的かつ効果的に推進されるよう，食育推進に係る計画の策定，実施及び評価等について，関係部局と調整を図ること．

また，住民主体の活動やソーシャルキャピタルを活用した健康づくり活動を推進するため，食生活改善推進員等に係るボランティア組織の育成や活動の活性化が図られるよう，関係機関等との幅広いネットワークの構築を図ること．

③健康危機管理への対応　災害，食中毒，感染症，飲料水汚染等の飲食に関する健康危機に対して，発生の未然防止，発生時に備えた準備，発生時における対応，被害回復の対応等について，住民に対して適切な情報の周知を図るとともに，都道府県や関係機関等と調整を行い，的確な対応に必要なネットワークの構築や支援体制の整備を図ること．

特に，災害の発生に備え，都道府県の地域防災計画等を踏まえ，市町村の地域防災計画に栄養・食生活支援の具体的な内容を位置づけるよう，関係部局と調整を行うこと．

7. 特定給食施設における栄養管理に関する指導及び支援

(平成 25 年 3 月 29 日，健発 0329 第 3 号　厚生労働省健康局がん対策・健康増進課長通知)

第 1　特定給食施設に関する指導及び支援に係る留意事項について

1　現状分析に基づく効率的・効果的な指導及び支援について

(1) 管理栄養士又は栄養士の配置状況を分析し，未配置施設に対して効率的な指導計画を作成し指導・支援を行うこと．
(2) 利用者の身体状況の変化などの分析により栄養管理上の課題がみられる施設に対して，課題解決に資する効果的な指導計画を作成し，指導・支援を行うこと．
(3) 病院及び介護老人保健施設については，管理栄養士がほぼ配置されていること，医学的な栄養管理が個々人に実施されていることから，個別指導の対象とするのではなく，必要に応じて，地域の医療等の質の向上を図る観点から専門職としての高度な技能の確保に向けた取組について，職能団体の協力が得られるよう調整を行うこと．
(4) 事業所については，利用者に応じた食事の提供とともに，特定健診・特定保健指導等の実施もあわせ，利用者の身体状況の改善が図られるよう，指導・支援を行うこと．
(5) 特定給食施設に対し，栄養管理の状況について報告を求める場合には，客観的に効果が評価できる主要な項目とすること．例えば，医学的な栄養管理を個々人に実施する施設に対し，給与栄養目標量や摂取量の平均的な数値の報告を求める必要性は乏しいこと．また，求めた報告については，的確に評価を行い，管内施設全体の栄養管理状況の実態やその改善状況として取りまとめを行い，関係機関や関係者と共有する体制の確保に努めること．
(6) 栄養改善の効果を挙げている好事例を収集し，他の特定給食施設へ情報提供するなど，効果的な実践につながる仕組みづくりに努めること．

2　特定給食施設における栄養管理の評価と指導計画の改善について

(1) 管理栄養士又は栄養士の配置状況，利用者の身体状況の変化など栄養管理の状況について，評価を行うこと．
(2) 施設の種類によって管理栄養士等の配置率が異なることから，施設の種類別に評価を行うなど，課題が明確となるような分析を行うこと．なお，学校への指導については，教育委員会を通じて行うこと．
(3) 評価結果に基づき，課題解決が効率的・効果的に行われるよう，指導計画の改善を図ること．
(4) 評価結果を改善に生かすために，栄養管理上の課題が見られる場合には，施設長に対し，課題解決への取組を促すこと．また，栄養管理を担う職員について，専門職としての基本的な技能の確保を図る必要がある場合には，職能団体の協力が得られるよう調整を行うこと．

3　その他，指導及び支援に係る留意事項について

(1) 健康危機管理対策の一環として，災害等に備え，特定給食施設が担う役割を整理し，施設内及び施設間の協力体制の整備に努めること．
(2) 特定給食施設以外の給食施設に対する指導及び支援に関しては，地域全体の健康増進への効果の程度を勘案し，より効率的・効果的に行うこと．

第 2　特定給食施設が行う栄養管理に係る留意事項について

1　身体の状況，栄養状態等の把握，食事の提供，品質管理及び評価について

(1) 利用者の性，年齢，身体の状況，食事の摂取状況及び生活状況等を定期的に把握すること．
(2) (1)で把握した情報に基づき給与栄養量の目標を設定し，食事の提供に関する計画を作成すること．
(3) (2)で作成した計画に基づき，食材料の調達，調理及び提供を行うこと．
(4) (3)で提供した食事の摂取状況を定期的に把握するとともに，身体状況の変化を把握するなどし，これらの総合的な評価を行い，その結果に基づき，食事計画の改善を図ること．

2　提供する食事（給食）の献立について

(1) 給食の献立は，利用者の身体の状況，日常の食事の摂取量に占める給食の割合，嗜好等に配慮するとともに，料理の組合せや食品の組合せにも配慮して作成するよう努めること．
(2) 複数献立や選択食（カフェテリア方式）のように，利用者の自主性により料理の選択が行われる場合には，モデル的な料理の組合せを提示するよう努めること．

3　栄養に関する情報の提供について

(1) 利用者に対し献立表の掲示や熱量，たんぱく質，脂質及び食塩等の主要栄養成分の表示を行うなど，健康や栄養に関する情報の提供を行うこと．
(2) 給食は，利用者が正しい食習慣を身に付け，より健康的な生活を送るために必要な知識を習得する良い機会であり，各々の施設に応じ利用者等に各種の媒体を活用するなどにより知識の普及に努めること．

4　書類の整備について

(1) 献立表など食事計画に関する書類とともに，利用者の身体状況など栄養管理の評価に必要な情報について適正に管理すること．

(2) 委託契約を交わしている場合は，委託契約の内容が確認できるよう委託契約書等を備えること．
5　衛生管理について
　　給食の運営は，衛生的かつ安全に行われること．具体的には，食品衛生法（昭和22年法律第233号），「大規模食中毒対策等について」（平成9年3月24日付け衛食第85号生活衛生局長通知）の別添「大量調理施設衛生管理マニュアル」その他関係法令等の定めるところによること．
6　災害等の備えについて
　　災害等に備え，食糧の備蓄や対応方法の整理など，体制の整備に努めること．
第3　健康日本21（第二次）の個別目標の評価基準に係る留意事項について
　　健康日本21（第二次）の目標である「利用者に応じた食事の計画，調理及び栄養の評価，改善を実施している特定給食施設の割合の増加」に関する評価については，下記の基準を用いて行うこと．
(1) 「管理栄養士又は栄養士」の配置状況（配置されていること）
(2) 「肥満及びやせに該当する者の割合」の変化の状況（前年度の割合に対して，増加していないこと）．なお，医学的な栄養管理を個々人に実施する施設は，対象としないこと．
第4　管理栄養士を置かなければならない特定給食施設の指定について
　　（略）

索　引

欧　文

COPD　30, 46
DRI　57
FAO　3, 53, 56
ICDA　58
ILO　58
NCD　30, 54
NPO　94
p 値　76
PDCA サイクル　70, 77
QOL　4
UN　55
UNDP　55
UNICEF　30, 55
WFP　55
WHO　55

あ　行

アウトカム　110
アウトカム指標　88
アウトソーシング　111
アウトプット　110
アルマ・アタ宣言　56
アレルギー表示　107

医療費レセプトデータ　87

影響評価　95
栄養疫学　60
栄養機能食品　108
栄養教諭　108
栄養士　36
栄養士法　36
栄養素等摂取量　16
栄養素密度法　72
栄養転換　30
エネルギー摂取量　15

オタワ憲章　7, 57

か　行

回帰分析　76
介護保険制度　9
介護保険法　102
外食　107
過少申告　71

過大報告　71
カットポイント法　84
カルシウム摂取量　17
がん　46
感染症　53
管理栄養士　36

企画評価　95
危険因子　61
危険要因　61
季節感変動　71
規定要因（曝露）　60
機能性表示制度　106
行政栄養士　101
記録法　63

クワシオルコル　31

経過評価　95
結果評価　95
健康格差　29
健康寿命　2, 13
健康増進法　34, 38, 44
健康日本 21　4
検定　75

高血圧症　14
公衆栄養　1
厚生労働省　38
国際栄養士連盟　58
国際連合　53
国際労働機関　58
国民健康・栄養調査　15, 39
国民健康づくり運動　2, 98
国連開発計画　56
国連児童基金　30, 55
国連食糧計画　55
国連食糧農業機関　3, 53, 56
国連ミレニアム開発目標　53
誤差　71
個人間変動　61
個人内変動　61
コミュニティオーガニゼーション　93

さ　行

佐伯矩　2
再現性　65-67
サステイナビリティ　6

残差法　72
散布図　75

死因別死亡率　11
脂質異常症　14
脂質エネルギー比率　19
脂質摂取量　15
次世代育成支援対策推進法　108
持続可能性　6
市町村健康増進計画　109
死亡率　11
社会資源　91
住民参加　93
循環器疾患　46
少子化対策　10
少子高齢化　8
食育　2, 50, 101
食育基本法　35, 50
食育推進基本計画　35, 50
食塩摂取量　17
食事記録法　61
食事摂取基準　57, 70, 71, 80
食事バランスガイド　43
食事療法用宅配食品等栄養指針　107
食生活改善推進員　95
食生活指針　42
食品群別摂取量　17
食品表示法　107
食品ロス　6, 26
食物摂取頻度調査法　64
食料自給率　27
身体計測値　66
新フロンティア戦略　98

推定　75
健やか親子 21　9, 108
すこやか生活習慣国民運動　99
スマート・ライフ・プロジェクト　99, 108

生化学的指標　66
生活習慣病　7, 12, 44
生活の質　4
正規分布　74
精度管理　71
成分表　71
生命表　13
世界保健機関　55

総エネルギー調整栄養素摂取量　72
相関係数　76
ソーシャルキャピタル　91

た 行

妥当性　65-67
多変量解析　76
炭水化物摂取量　15
たんぱく質摂取量　15

地域づくり型保健活動　78
地域保健法　33
地産地消　6

低栄養状態　109
デルファイ法　80

糖尿病　13，46
特定給食施設　101
特定健康診査　109
特定健診　109
特定保健用食品　106
特別用途食品　106
トレーサビリティ　26

な 行

内臓脂肪症候群　15

二重標識水表　70
24時間思い出し法　63
日間変動　71
日本食品標準成分表　71
日本人の食事摂取基準→食事摂取基準

ノミナルグループ・プロセス法　80

は 行

ハイリスクアプローチ　8，109
暴露要因　61
箱ひげ図　75
はずれ値　74
パートナーシップ　93
パブリックコメント　93

非感染性疾患　30，54
ヒストグラム　75
非正規分布　74
肥満　13
費用効果分析　97
標準化　71
標準誤差　75
標準偏差　74
費用便益分析　97
標本　75
秤量法　63
比例案分法　41，64
頻度法　64

フィードバック　96
フォーカスグループ法　80
フードバランスシート　27
フードマイレージ　6
プリシード・プロシードモデル　78，88
プロジェクトサイクルマネジメント　78
分散分析　76
分布型　74

平均寿命　13
ヘルシー・ピープル　57

ヘルスサポーター　95
ヘルスプロモーション　6，57，91
ヘルスメイト　95
変動係数　75

保育所における食事の提供ガイドライン　108
保健所　34
母子保健法　108
母集団　75
ポピュレーションアプローチ　109
ボランティア　94

ま 行

マイ・プレート　58
マラスムス　30
慢性閉塞性肺疾患　30

メタボリックシンドローム　15
目安量法　63

モニタリング指標　88

や 行

有意確率　76
要約統計量　74

ら 行

離散型変数　73
リスクファクター　8，61

レセプト　110
連続型変数　73

編集者略歴

梶本　雅俊(かじ もと まさ とし)
1943 年　中国瀋陽市に生まれる
1968 年　徳島大学医学部栄養学科卒業
国立公衆衛生院（現 国立保健医療科学院）公衆栄養室長，
相模女子大学栄養科学部管理栄養学科教授を経て
つくば国際大学医療保健学部保健栄養学科教授（～2015 年）
保健学博士

川野　因(かわ の ゆかり)
1954 年　愛媛県に生まれる
1982 年　徳島大学大学院栄養学研究科博士後期課程修了
現　在　東京農業大学応用生物科学部栄養科学科教授
保健学博士

石原　淳子(いし はら じゅん こ)
1970 年　神奈川県に生まれる
1996 年　Michigan State University, Department of Food Science and Human Nutrition　修士課程修了
国立がん研究センター，東京農業大学短期大学部栄養学科准教授を経て
現　在　相模女子大学栄養科学部管理栄養学科教授
博士（医学）（大阪大学）

コンパクト公衆栄養学　第 3 版　　　　定価はカバーに表示

2010 年 4 月 20 日　初　版第 1 刷
2012 年 3 月 30 日　第 2 版第 1 刷
2015 年 3 月 10 日　　　　第 4 刷
2016 年 4 月 5 日　第 3 版第 1 刷

編集者　梶　本　雅　俊
　　　　川　野　　　因
　　　　石　原　淳　子
発行者　朝　倉　誠　造
発行所　株式会社　朝　倉　書　店
東京都新宿区新小川町 6-29
郵便番号　　162-8707
電　話　03(3260)0141
FAX　03(3260)0180
http://www.asakura.co.jp

〈検印省略〉

ⓒ 2016〈無断複写・転載を禁ず〉　　　　真興社・渡辺製本

ISBN 978-4-254-61059-8　C 3077　　　　Printed in Japan

JCOPY　＜(社)出版者著作権管理機構　委託出版物＞
本書の無断複写は著作権法上での例外を除き禁じられています．複写される場合は，そのつど事前に，(社)出版者著作権管理機構（電話 03-3513-6969，FAX 03-3513-6979，e-mail: info@jcopy.or.jp）の許諾を得てください．

編者	書名	書誌	内容
前東京都市大 近藤雅雄・東農大 松崎広志編	**コンパクト 基 礎 栄 養 学** 61054-3 C3077　B5判 176頁 本体2600円		基礎栄養学の要点を図表とともに解説。管理栄養士国家試験ガイドライン準拠。〔内容〕栄養の概念／食物の摂取／消化・吸収の栄養素の体内動態／たんぱく質・糖質・脂質・ビタミン・ミネラル（無機質）の栄養／水・電解質の栄養的意義／他
前東農大 鈴木和春・前東京都市大 重田公子・前東京都市大 近藤雅雄編著	**コンパクト 応用栄養学**（第2版） 61058-1 C3077　B5判 180頁 本体2800円		管理栄養士国試ガイドラインに準拠し平易に解説。〔内容〕栄養ケア・マネジメント／食事摂取基準の基礎的理解／成長・発達・加齢／妊娠期・授乳期／新生児期・乳児期／成長期／成人期／高齢期／運動・スポーツと栄養／環境と栄養
相模女子大 長浜幸子・前大妻女子大 中西靖子・前東京都市大 近藤雅雄編	**コンパクト 臨 床 栄 養 学** 61056-7 C3077　B5判 228頁 本体3200円		臨床栄養学の要点を解説。管理栄養士国試ガイドライン準拠。〔内容〕臨床栄養の概念／栄養アセスメント／栄養ケアの計画と実施／食事療法，栄養補給法／栄養教育／モニタリング，再評価／薬と栄養／疾患・病態別栄養ケアマネジメント
前鈴峯女子短大 青木 正・会津短大 齋藤文也編著	**コンパクト 食 品 学** ―総論・各論― 61057-4 C3077　B5判 244頁 本体3600円		管理栄養士国試ガイドラインおよび食品標準成分表の内容に準拠。食品学の総論と各論の重点をこれ一冊で解説。〔内容〕人間と食品／食品の分類／食品の成分／食品の物性／食品の官能検査／食品の機能性／食品材料と特性／食品表示基準／他
福岡県大 松浦賢長・東大 小林廉毅・杏林大 苅田香苗編	**コンパクト 公 衆 衛 生 学**（第5版） 64041-0 C3077　B5判 152頁 本体2900円		好評の第4版を改訂。公衆衛生学の要点を簡便かつもれなく解説。〔内容〕公衆衛生の課題／人口問題と出生・死亡／疫学／環境と健康／公衆栄養・食品保健／感染症／地域保健／母子保健／産業保健／精神保健福祉／成人保健／災害と健康／他
女子栄養大 五明紀春・前女子栄養大 渡邉早苗・関東学院大 山田哲雄編	**スタンダード人間栄養学 基礎栄養学** 61048-2 C3077　B5判 176頁 本体2700円		イラストを多用しわかりやすく解説した教科書。〔内容〕身体と栄養／エネルギー代謝／現代の食生活（栄養の概念）／栄養素の役割と代謝（糖質／脂質／たんぱく質／ビタミン／無機質（ミネラル）／水・電解質）／栄養学の歴史／遺伝子発現と栄養
女子栄養大 五明紀春・前女子栄養大 渡邉早苗・関東学院大 山田哲雄・相模女大 吉野陽子編	**スタンダード人間栄養学 応用栄養学** 61049-9 C3077　B5判 200頁 本体2800円		〔内容〕人の栄養管理／成長・発達と加齢／栄養マネジメント／栄養ケアプラン／ライフステージと栄養管理（妊娠期／授乳期／新生児期，乳児期／幼児期／学童期／思春期／青年期／成人期／閉経期／高齢期）／運動・ストレス・環境と栄養管理
前女子栄養大 渡邉早苗・京都女大 宮崎由子・相模女大 吉野陽子編	**スタンダード人間栄養学 これからの応用栄養学演習・実習** ―栄養ケアプランと食事計画・供食― 61051-2 C3077　A4判 128頁 本体2300円		管理栄養士・栄養士の実務能力を養うための実習書・演習書。ライフステージごとに対象者のアセスメントを行いケアプランを作成し食事計画を立案（演習），調理・供食・試食・考察をする（実習）ことで実践的スキルを養う。豊富な献立例掲載。
上田成子編　桑原祥浩・澤井 淳・岡崎貴世・高鳥浩介・髙橋淳子・高橋正弘著	**スタンダード人間栄養学 食品の安全性** 61053-6 C3077　B5判 164頁 本体2400円		食の安全性について，最新情報を記載し図表を多用した管理栄養士国家試験の新カリキュラム対応のテキスト。〔内容〕食品衛生と法規／食中毒／食品による感染症・寄生虫症／食品の変質／食品中の汚染物質／食品添加物／食品衛生管理／資料
桑原祥浩・上田成子編著　澤井 淳・高鳥浩介・髙橋淳子・大道公秀著	**スタンダード人間栄養学 食品・環境の衛生検査** 61055-0 C3077　A4判 132頁 本体2500円		食品衛生・環境衛生の実習書。管理栄養士課程の国試ガイドラインおよびモデル・コアカリキュラムに対応。〔内容〕微生物・細菌，食品衛生化学実験（分析，洗浄など），環境測定（水質試験，生体影響試験など）／付表（各種基準など）／他
北里大 鶴田陽和著	**すべての医療系学生・研究者に贈る 独 習 統 計 学 24 講** ―医療データの見方・使い方― 12193-3 C3041　A5判 224頁 本体3200円		医療分野で必須の統計的概念を入門者にも理解できるよう丁寧に解説。高校までの数学のみを用い，プラセボ効果や有病率など身近な話題を通じて，統計学の考え方から研究デザイン，確率分布，推定，検定までを一歩一歩学習する。
同志社大 久保真人編	**社会・政策の 統計の見方と活用** ―データによる問題解決― 50021-9 C3033　A5判 224頁 本体3200円		統計データの整理や図表の見方から分析まで，その扱い方を解説。具体事例に基づいて問題発見から対策・解決の考え方まで学ぶ。〔内容〕1部：データを読む・使う／2部：データから探る／3部：データで証明する／4部：データから考える

上記価格（税別）は 2016 年 3 月現在